reinhardt

AF783095

Hunziker • Degen

Bewegung und Stimme bei Parkinson fördern

Ressourcenorientiertes Praxisbuch

Mit 51 farbigen Abbildungen
Mit Online-Material

Ernst Reinhardt Verlag München

Dr. phil. *Erika Hunziker* ist als Co-Studiengangsleiterin des Studiengangs Logopädie und Senior Lecturer an der Hochschule für Heilpädagogik in Zürich tätig. Vorher hat sie einige Jahre in einer Rehabilitationsklinik als Logopädin gearbeitet.

Ursina Degen, MSc, Zürich, ist Psychomotoriktherapeutin, Erziehungswissenschaftlerin und Tanzpädagogin. Ihre Schwerpunkte sind Psychomotorik, Bewegung und Wahrnehmung und ressourcenorientiertes Selbstmanagement.

Beide leiten regelmäßig Kurse für Menschen mit Parkinson.

Bibliografische Information der Deutschen Nationalbibliothek

Die Deutsche Nationalbibliothek verzeichnet diese Publikation in der Deutschen Nationalbibliografie; detaillierte bibliografische Daten sind im Internet über <http://dnb.d-nb.de> abrufbar.

ISBN 978-3-497-03103-0 (Print)
ISBN 978-3-497-61559-9 (PDF-E-Book)
ISBN 978-3-497-61563-6 (EPUB)

Printed in EU
Covermotiv: © iStock.com/mariusFM77
Satz: Bernd Burkart; www.form-und-produktion.de

Ernst Reinhardt Verlag, Kemnatenstr. 46, D-80639 München
Net: www.reinhardt-verlag.de E-Mail: info@reinhardt-verlag.de

Inhalt

Vorwort

„Der Mensch ist ein soziales Wesen. Er braucht den Kontakt und den Austausch mit anderen Menschen" (Alfred Adler)

Menschen mit Parkinson sind in ihren Bewegungen eingeschränkt und haben oft Probleme beim Sprechen. Das führt zu Verunsicherung und zu sozialem Rückzug, was sich negativ auf das Wohlbefinden auswirken kann. Im Wissen um diesen Zusammenhang wurde an der Interkantonalen Hochschule für Heilpädagogik in Zürich von den Autorinnen Ursina Degen und Erika Hunziker das Kursangebot „Bewegung und Stimme für Parkinsonbetroffene" initiiert. Neu an diesem Angebot sind das kreative Spiel mit der Stimme, die Freude an der Bewegung und die ressourcenorientierte Herangehensweise im Gruppensetting.

Rückmeldungen der Kursteilnehmenden und eine Studie deuten darauf hin, dass sich diese in der Praxis erprobte Herangehensweise auf das Wohlbefinden positiv auswirkt.

Ich bin überzeugt, dass diese umfassende Übungssammlung wertvolle Impulse zu anregenden Gruppeninterventionen für Menschen mit Parkinson gibt, und für all diejenigen, die in diesem Bereich therapeutisch tätig sind, ein wichtiger „Begleiter" werden kann. Mögen viele Betroffene davon profitieren!

Prof. Susanne Amft,
Leiterin Institut für Verhalten, sozio-emotionale und psychomotorische Entwicklungsförderung IVE Hochschule für Heilpädagogik, Zürich

Einleitung

In diesem Buch wird ein neues multimodales, in der Praxis erprobtes Kurskonzept für Menschen mit Morbus Parkinson vorgestellt. Beispiele von Kurseinheiten und eine umfangreiche Übungssammlung können direkt in die Praxis übernommen werden. Die Übungen stammen aus verschiedenen Therapieansätzen der Psychomotorik, der Stimmtherapie und der Logopädie, teilweise werden sie für das Zielpublikum und die Gruppenarbeit adaptiert. Aus der Sammlung lassen sich Kurseinheiten frei zusammenstellen. Es können auch einzelne Schwerpunkte herausgegriffen werden. Das Buch richtet sich an alle therapeutischen Fachpersonen, die in Gruppen mit Parkinsonbetroffenen arbeiten.

In einem unbeschwerten Gruppensetting werden Bewegungs- und Stimm-/Sprechübungen durchgeführt, der Schwerpunkt dabei bildet die Verbindung der beiden Bereiche. Es wird in der Großgruppe, aber auch in Kleingruppen gearbeitet. Ziel des therapeutischen Ansatzes ist es, das Grundvertrauen in die eigene Bewegungs- und Stimm-/Sprechfunktion zu stärken. Durch Bewegungsunterstützung wird die Stimme gekräftigt. Der Fokus liegt auf den individuellen Ressourcen und Möglichkeiten und nicht auf den Einschränkungen. Dadurch sollen das Vertrauen in Bewegung und Stimme wiedergefunden und das subjektive Wohlbefinden gestärkt werden.

Die Gliederung des Buches ist so, dass zuerst das Krankheitsbild Morbus Parkinson (Kapitel 1) und dessen Auswirkungen auf den Alltag dargestellt werden. Als Nächstes wird im Kapitel 2 auf theoretische Grundlagen des Wohlbefindens allgemein und das Wohlbefinden im Zusammenhang mit Morbus Parkinson eingegangen. Anschließend werden die Grundlagen des Kurskonzeptes (Kapitel 3) und die Arbeitsweise mit Impulsen zur Durchführung (Kapitel 4) beschrieben. Der Praxisteil enthält neben einer Einleitung (Kapitel 5) drei exemplarische Kurseinheiten (Kapitel 6) und eine umfangreiche Übungssammlung (Kapitel 7), aufgegliedert in Bewegungs-, Stimm-/Sprechübungen sowie deren Verknüpfung. Der Hauptschwerpunkt liegt in der Verbindung von Bewegung und Stimme.

1 Morbus Parkinson

Morbus Parkinson ist eine der häufigsten neurodegenerativen Erkrankungen. Weltweit sind rund 6,3 Millionen Menschen betroffen, Männer etwas häufiger als Frauen. Die Ursache der Erkrankung ist nach wie vor nicht bekannt. Das idiopathische Parkinsonsyndrom (ISP) ist – neben atypischen Syndromen – die am häufigsten auftretende Form (d.h. knapp vier von fünf Diagnosen). Verursacht wird ISP durch einen fortschreitenden Rückgang der Nervenzellen, die für die Produktion des Botenstoffes Dopamin verantwortlich sind. Dieser Dopaminmangel führt zu verschiedenen Störungen auf motorischer Ebene. Kardinalsymptome sind Bradykinese, Hypokinese, Akinese, Rigor, Tremor und Haltungsinstabilität. Das Gehen ist kleinschrittig, trippelnd und der Armschwung reduziert. Willkürliche Bewegungen zu starten fällt oft schwer. Solche Initiierungsstörungen können auch beim Sprechen auftreten.

Beim Schreiben zeigt sich ein immer kleiner und unleserlicher werdendes Schriftbild. Die Gestik ist vermindert und wirkt starr, Schluckstörungen erschweren mit zunehemdem Fortschreiten der Krankheit das Essen und Trinken. Typisch ist der gebeugte Schultergürtel mit entsprechender Kopfposition. Diese unphysiologische Haltung und eine bei fortschreitender Erkrankung hinzukommende Störung der reflektorischen Ausgleichsbewegung führen zu Instabilität und können zu Stürzen führen (Höglinger 2019; Ludwig et al. 2007; Mallien 2019; Parkinson Schweiz 2021).

Bei bis zu 90% der Betroffenen treten Stimm- und Sprechstörungen auf. Symptome der typischen rigid-hypokinetischen Dysarthrie sind eine leise, monotone, etwas erhöhte, raue oder auch heisere Stimmqualität sowie Stimmtremor. Die Artikulationsschärfe ist reduziert, die Betroffenen akzentuieren und modulieren flach und es können unangemessene Sprechpausen auftreten. Das Sprechtempo ist instabil, verlangsamt oder beschleunigt. Alle diese Symptome verändern die Natürlichkeit des Sprechens und reduzieren die Verständlichkeit (Mallien 2019; Manor et al. 2005; Pichler/Mallien 2018).

Mit fortschreitender Erkrankung sterben Nervenzellen in weiteren Regionen des Gehirns ab, die zu einer Reihe von zusätzlichen Symptomen wie vegetative Störungen, Schmerzen, Schlafstörungen und auch zu psychischen und kognitiven Problemen führen (Parkinson Schweiz 2021).

Die Behandlung mit Medikamenten stellt den Schwerpunkt der Therapie des Morbus Parkinson dar. Es handelt sich dabei um eine symptomatische Behandlung, d.h. es können die Symptome angegangen werden, nicht aber das Fortschreiten der Erkrankung. Es gibt jedoch klare Hinweise, dass gezielte therapeutische (Deuschl et al. 2016) und aktivierende Maßnahmen positive Auswirkungen auf den Verlauf haben und ihn verzögern.

Die Auswirkungen vom IPS im Alltag sind vielfältig: Einschränkungen der Beweglichkeit und die Instabilität führen zu einer allgemeinen Verunsicherung und haben in vielen Fällen Rückzug und soziale Isolation zur Folge. Veränderungen der Stimme und der Artikulation erschweren die Kommunikation. Es kommt zu Missverständnissen und zu einem Vermeidungsverhalten auf Ebene der sprachlichen Kommunikation. Eine bereits vorhandene Rückzugstendenz wird durch negative Erfahrungen im Alltag, z.B. durch Missdeutungen, häufig verstärkt. So interpretieren Außenstehende die Sprechweise und den Tremor unter Umständen als Alkoholmissbrauch.

Die Erkrankung, die daraus entstehenden Einschränkungen und die Reaktionen der Umwelt belasten die Betroffenen psychisch stark. Somit ist davon auszugehen, dass die körperlichen und kommunikativen Folgen das subjektive Wohlbefinden der Betroffenen einschränken und ihre Lebensqualität reduzieren (Mallien 2019).

2 Wohlbefinden – ein multimodales Konzept

Alle kennen das herrliche Gefühl „Wohlbefinden" und wenn es sich nicht gerade einstellt – wünschen wir es uns herbei!

Der Themenkreis Wohlbefinden umfasst Begriffe wie Glück, Freude, Flow, Zufriedenheit, Sinnenfreude, Erfülltheit, Lebensqualität, Lebenssinn und seelische sowie körperliche Gesundheit. Übereinstimmend wird darunter etwas Angenehmes und Erstrebenwertes verstanden. Es handelt sich um ein Erleben und Erinnern, das eine eigene Qualität besitzt.

Wohlbefinden gilt als Überbegriff eines multimodalen Konstrukts, das sich sowohl auf die individuelle als auch auf die gesellschaftliche Ebene bezieht, z. B. die ökologische Nachhaltigkeit miteinschließt, und in objektive Lebensbedingungen und subjektives Wohlbefinden eingeteilt wird (Ehrler et al. 2016).

BEISPIEL

Herr M. hat erst seit Kurzem die Diagnose Morbus Parkinson erhalten. Es ist der erste Kurs, an dem er teilnimmt. Die verschiedenen Gangarten und das laute Sprechen bei der heutigen Kurseinheit gelingen ihm sehr gut. Beim Blitzlicht am Ende des Kurses sagt er, dass seine Stimmung jetzt viel besser sei als zuvor, weil er das Gefühl habe, etwas geleistet zu haben und vor allem, weil er während des Kurses die Krankheit für einen Moment vergessen konnte.

Im Folgenden wird auf das individuelle, subjektive Wohlbefinden und die verschiedenen Strukturierungsmodelle eingegangen.

2.1 Strukturierungsmodelle

Die unterschiedlichen Modelle zum Begriff Wohlbefinden ergänzen sich, zeigen jedoch auch Überschneidungen. Zur inhaltlichen Beschreibung des Begriffs „subjektives Wohlbefinden" werden die Strukturierungsmodelle von Ehrler et al. 2016; Wydra 2014 und Frank 2017 herangezogen.

DEFINITION

Strukturierungsmodelle – Übersicht

Subjektives Wohlbefinden (Ehrler et al. 2016):

- kognitives Wohlbefinden mit der rationalen Dimension allgemeine Lebenszufriedenheit
- hedonisches Wohlbefinden, das sich emotional auf die positiven und negativen Gefühle bezieht und
- eudämisches Wohlbefinden, das das psychosoziale Wohlbefinden wie Lebenssinn, Erfüllung, persönliches Wachstum und positive Beziehungen betrifft

Wohlbefinden (Wydra 2014):

- körperliches Wohlbefinden, das als Zufriedenheit mit dem momentanen Körperzustand vs. den körperlichen Gebrechen und Schmerzen beschrieben wird
- psychisches Wohlbefinden, das durch die Faktoren Ruhe, Ausgeglichenheit und Vitalität vs. Unsicherheit, Stress und Anspannung gekennzeichnet ist und
- soziales Wohlbefinden, für das Freunde, ein intaktes Familienleben, Eingebundensein in die soziale Gemeinschaft vs. Einsamkeit und soziale Isolation, Enttäuschung über Mitmenschen charakteristisch sind

Ebenen des subjektiven Wohlbefindens (Frank 2017):

- emotionale Ebene: Freude, Begeisterung, Glück
- körperliche Ebene: Vitalität, Ruhe und Sinnenfreude
- kognitive Ebene: Zufriedenheit
- soziale Ebene: Geborgenheitsgefühl, Beziehungen, Integration und Akzeptanz

Elemente des Wohlbefinden als Flourishing (Aufblühen) (Seligman 2012):

- positives Gefühl
- Engagement
- positive Beziehungen
- Sinn
- Zielerreichung

Subjektives Wohlbefinden untergliedert sich in kognitives, hedonisches und eudämisches Wohlbefinden. Das **kognitive Wohlbefinden** betrifft die kognitiv rationale Dimension, deren Inhalt die allgemeine Lebenszufriedenheit beschreibt. Das **hedonische Wohlbefinden** bezieht sich auf die emotionale Dimension und beschreibt inhaltlich die positiven und negativen Gefühle. Das **eudämische Wohlbefinden** umfasst das psychosoziale Wohlbefinden, dessen Inhalte Lebenssinn, Erfüllung, persönliches Wachstum und positive Beziehungen sind (Ehrler et al. 2016).

Wohlbefinden wird nach Wydra (2014) in einen körperlichen, psychischen und sozialen Bereich eingeteilt. Der **körperliche Bereich** wird als Zufriedenheit mit dem momentanen Körperzustand vs. den körperlichen Gebrechen und Schmerzen umschrieben. Beim **psychischen Bereich** stehen die Faktoren Ruhe, Ausgeglichenheit und Vitalität vs. Unsicherheit, Stress und Anspannung im Zentrum. Freunde, ein intaktes Familienleben, Eingebundensein in die soziale Gemeinschaft vs. Einsamkeit und soziale Isolation, Enttäuschung über Mitmenschen charakterisieren den **sozialen Bereich** des Wohlbefindens.

Das **subjektive Wohlbefinden** ist ein Phänomen, das auf allen Ebenen des Verhaltens beschrieben und verändert werden kann. Frank (2017) unterteilt das subjektive Wohlbefinden in eine emotionale, kognitive, körperliche und soziale Komponente. Auf der **emotionalen Ebene** des subjektiven Wohlbefindens sind Freude, Begeisterung und Glück beschreib- sowie veränderbar, auf der körperlichen Ebene die Vitalität, Ruhe und Sinnenfreude. Auf der **kognitiven Ebene** lassen sich die Zufriedenheit und auf der **sozialen Ebene** das Geborgenheitsgefühl, Beziehungen, Integration und Akzeptanz beschreiben und verändern. Die soziale Handlungsfähigkeit ist hier mitbestimmend.

In der **Flourish-Theorie** von Seligman (2012) wird Flourishing, das Aufblühen, als erstrebenswerte Größe angesehen, d.h. Wohlbefinden mit den fünf Elementen positives Gefühl, Engagement, positive Beziehungen, Sinn und Zielerreichung entsteht durch persönliches Wachstum.

Die Abb. 1 zeigt das individuelle subjektive Wohlbefinden als ein komplexes, multimodales Konstrukt.

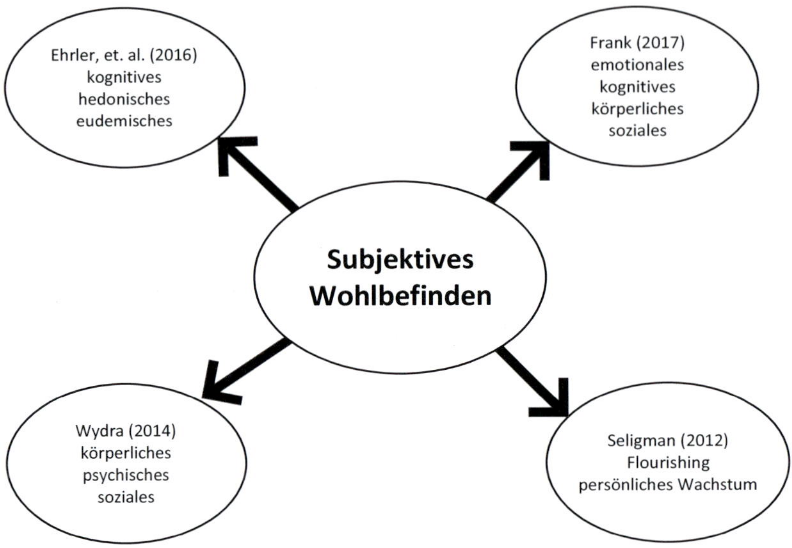

Abb. 1: Multimodales Konstrukt zum subjektiven Wohlbefinden

2.2 Studien zum subjektiven Wohlbefinden von Menschen mit Morbus Parkinson

Studien zeigen, dass Menschen mit Parkinson im Vergleich mit nicht neurologisch erkrankten Menschen ein geringeres subjektives Wohlbefinden haben, dass nichtmotorische Symptome einen signifikanten Einfluss auf das psychische Wohlbefinden haben und dass Ressourcen – wie das Wohlbefinden und die Lebenszufriedenheit – bei der Bewältigung der Krankheit helfen (Pusswald et al. 2009; Vescovelli et al. 2019; Nicoletti et al. 2017).

Untersuchung zum körperlichen und sozioemotionalen Wohlbefinden (ParBEST):

Die Untersuchung der Autorinnen „Intervention Bewegung und Stimme: Auswirkungen auf das subjektive Wohlbefinden von Menschen mit Parkinson" (ParBEST) zeigt, dass das zeitlich begrenzte, ressourcenorientierte Gruppenangebot „Bewegung und Stimme" einen positiven Einfluss auf das subjektive Wohlbefinden von Menschen mit Morbus Parkinson hat (Hunziker/Degen 2020).

Diese Ergebnisse wurden mittels quantitativer und qualitativer Daten erhoben (WHO-5-Fragebogen zum Wohlbefinden) (Leitfadeninterview). Die Befragungen fanden bei den Kursteilnehmenden (N = 11) und einer Kontrollgruppe (N = 10) statt. Es gab vier Messzeitpunkte für die Experimental- und drei für die Kontrollgruppe.

BEISPIEL

Herr S., ein ehemaliger Buchhalter, hat wenig Erfahrungen mit Bewegungs- und Stimmarbeit. Zu Beginn des Kurses ist er zurückhaltend und spricht mit leiser Stimme. Im Laufe der Zeit beteiligt er sich immer engagierter und mit viel Freude an den Übungen. Gegenüber den Kursleiterinnen erwähnt er: „Die Inhalte sind so ansprechend und durch die unbeschwerte Art kann ich neue und interessante Erfahrungen machen.“ Am letzten Kurstag liest er den anderen Teilnehmenden mit kräftiger Stimme ein selbstverfasstes Gedicht vor. Herr S. hat neu Mut und Vertrauen gefasst.

Ergebnisse und Fazit:

Die statistische Auswertung des WHO-5-Fragebogens ergibt, dass sich in der Gruppe der Kursteilnehmenden eine signifikante Zunahme des subjektiven Wohlbefindens zeigt. Bei der Kontrollgruppe bleibt diese Zunahme aus. Der positive Einfluss des multimodalen Gruppenangebotes auf das Wohlbefinden der Teilnehmenden wird vom qualitativen Teil der Studie gestützt. Es zeigt sich, dass es den Teilnehmenden gelingt, den Fokus weg von der Krankheit, hin zu den Ressourcen zu legen. Sie gewinnen mehr Vertrauen, gehen mutiger auf andere Menschen zu und die Selbstständigkeit nimmt zu.

Aufgrund der kleinen Stichprobe muss das Ergebnis mit Vorsicht interpretiert und als Pilotprojekt verstanden werden. Als Fazit lässt sich ableiten, dass entsprechende multimodale Angebote für Parkinsonerkrankte ihr Vertrauen in die eigenen Fähigkeiten stärken und sich dadurch ihr subjektives Wohlbefinden zumindest für eine gewisse Zeit erhöht. Diese Schlussfolgerung sollte noch durch weitere Studien bestätigt werden.

3 Kurskonzept

Ausgehend von der Annahme, dass unterstützende aktivierende Maßnahmen (Pichler/Mallien 2018) stabilisierend auf den progressiven Verlauf wirken, haben die Autorinnen an der Interkantonalen Hochschule für Heilpädagogik Zürich vor mehreren Jahren ein multimodales Kurskonzept „Bewegung und Stimme“ für Menschen mit Morbus Parkinson entwickelt. Neu an diesem Angebot sind die Verbindung von Bewegung und Stimme sowie das Gruppensetting.

Die Basis dieser Intervention bildet die Bewegung als Schlüsselfunktion für die Stimme und das Sprechen. Die Teilnehmenden werden auf körperlicher, emotionaler, sprachlicher, kognitiver und sozialer Ebene angesprochen. Bestehende Therapiemaßnahmen werden dabei weder ersetzt noch konkurrieren sie miteinander.

Ein zentraler Aspekt ist die Berücksichtigung der Individualität der einzelnen Kursteilnehmenden.

Hauptziel dieses Kursangebotes ist, durch Bewegungsunterstützung die Stimme zu kräftigen und dadurch die Kommunikation zu unterstützen. Neben einem gezielten Training, bei dem es um den Erhalt und die Verbesserung motorischer und stimmlicher Funktionen geht, stehen die Körperwahrnehmung und der Wiedergewinn des Vertrauens in die eigenen Fähigkeiten im Vordergrund. Der Fokus wird weg von den Einschränkungen – hin zu den individuellen Ressourcen gelegt.

Übungen zu Bewegung und Stimme sollen auf eine unbeschwerte Art miteinander kombiniert werden: z. B. wird mit dem gemeinsamen Heben und Senken des Schwungtuchs die motorische Koordinationsfähigkeit verbessert und gleichzeitig die Variabilität der Stimme erweitert. Im Gruppensetting können Bewegungen und die Stimme/das Sprechen durch das gemeinsame Experimentieren auf eine kreative Art und Weise erfahren werden. Diese neuen Erfahrungen wirken sich positiv auf das subjektive Wohlbefinden aus (s. Studienergebnisse, Kapitel 2.2).

In den S3-Leitlinien Idiopathisches Parkinsonsyndrom der Deutschen Gesellschaft für Neurologie steht in der Empfehlung 63, dass künstlerische Therapie neben dem Ziel der Verbesserung von Funktionen auch die Ressourcen, die soziale Teilhabe und die Verbesserung des emotionalen Wohlbefindens im Fokus haben kann (Deuschl et al. 2016).

Daraus lassen sich *weitere Ziele* ableiten wie das Stärken von Ressourcen, das Aufzeigen verloren geglaubter Fähigkeiten sowie die Ermutigung, sich wieder mit Freude zu bewegen. Letztlich geht es um eine Unterstützung des Selbstmanagements, um die Verbesserung des Selbstvertrauens und des allgemeinen Wohlbefindens.

BEISPIEL

Frau G. hat seit einigen Jahren regelmäßig Physiotherapie und Logopädie. Zu Beginn des Kurses ist sie enttäuscht, da sie sich eine Erweiterung ihrer Therapien vorgestellt hatte. Nach einem klärenden Gespräch mit der Kursleitung ist sie offen für neue Inhalte. Die anregenden Übungen mit Material gefallen ihr besonders. Ihre Rückmeldung am Ende lautet: „Einzeltherapie ist gezielter und gründlicher, aber die Arbeit in der Gruppe ist vielfältiger.“

Inhaltlich stehen bei der Verbindung von Bewegung und Stimme folgende drei Themenschwerpunkte im Zentrum:

- Bewegung verbessert Beweglichkeit, Gleichgewichts-, Koordinationsfähigkeit und die Kraftdosierung.
- Sprechen aktiviert die Mund- und die Gesichtsmotorik und verbessert die Artikulation.
- Stimmtraining unterstützt die Koordination von Atmung und Sprechen und stärkt die Stimme.
- Körperwahrnehmung und Entspannungssequenzen sind Voraussetzungen für eine physiologische Stimmgebung.

Methodisch knüpft das Gruppenangebot gezielt an den Stärken der Kursteilnehmenden an. Es stellt das gemeinsame Experimentieren, das kreative Entdecken, das Sammeln von neuen Erfahrungen und den kommunikativen Austausch ins Zentrum.

Synergien zwischen Bewegung und Stimme werden genutzt, und durch einen gezielten Aufbau sowie variantenreiches Wiederholen der Übungen werden Erfolgserlebnisse initiiert.

Das Angebot findet im Rahmen eines eineinhalbstündigen Gruppensettings (max. zwölf Teilnehmende) in einem großen Raum statt.

Recherchen zu weiteren Kurskonzepten im Bereich Parkinson zeigen, dass es einige Therapien/Kurse zu Bewegung und Stimme gibt. Die meisten dieser Angebote fokussieren jedoch entweder auf die Stimme oder auf die Bewegung.

Eine standardisierte und häufig angewendete Therapiemethode im Bereich Stimme ist LSVT LOUD® (Lee Silverman Voice Treatment). Durch ein intensives, repetitives Übungsprogramm sollen hierbei die Lautstärke beim Sprechen, die Atmung und die Artikulationsschärfe optimiert werden.

Analog zur Stärkung der Stimme wurde auch eine Behandlung im motorischen Bereich, die evidenzbasierte LSVT BIG®, entwickelt. Hier stehen möglichst große Bewegungsmuster und deren Umsetzung im Alltag im Vordergrund (Mallien et al. 2017).

Im nächsten Kapitel wird die Praxis des neuen Kurskonzeptes „Bewegung und Stimme für Menschen mit Parkinson“ vorgestellt.

4 Arbeitsweise und Impulse für die Durchführung

In diesem Kapitel wird die Arbeitsweise des Kurses „Bewegung und Stimme für Menschen mit Parkinson“ beschrieben. Ziel ist es, neben grundlegenden Prinzipien auch konkrete methodisch-didaktische Hinweise zu geben. Die einzelnen Themenbereiche dieses Kapitels können sich teilweise etwas überschneiden. Zur besseren Verständlichkeit sind die Inhalte in Unterkapitel aufgeteilt. Es ist zu beachten, dass diese allgemein gehaltenen Hinweise an die jeweilige Gruppe angepasst werden müssen, da jeder Kurs bzw. jede Gruppe eine andere Zusammensetzung und eine eigene Dynamik hat.

Das Kapitel beginnt mit der Ressourcenorientierung und dem kreativen Gestalten, da diese beiden Themen die Ausgangslage des beschriebenen therapeutischen Konzeptes sind.

4.1 Ressourcenorientierung

Menschen mit Morbus Parkinson erleben tagtäglich, dass ihnen Tätigkeiten Mühe bereiten, die sie einst mit Leichtigkeit ausgeführt haben. Früher war die Haustür rasch geöffnet. Eine gezielte Fingerbewegung und der Schlüssel steckte im Schlüsselloch und die anschließende Drehbewegung erfolgte mühelos. Jetzt jedoch verlangt das Öffnen der Tür Konzentration und kann einige Zeit dauern. Dies ist nur eine der vielen alltäglichen Tätigkeiten, die Parkinsonbetroffene immer wieder an ihre Krankheit erinnern und sie mit ihren Defiziten konfrontieren. Dasselbe gilt für die Kommunikation. Die leise Stimme und reduzierte Artikulationsschärfe erschweren die Verständigung und das führt oft zu Missverständnissen.

Bei der Orientierung an den Defiziten geht oft vergessen, dass Menschen mit Morbus Parkinson Ressourcen haben. Die Salutogenese und die Resilienzforschung bezeichnen Menschen, die trotz widriger Lebensumstände und starken Belastungen psychisch gesund bleiben als resilient. Resilienz wird als Fähigkeit definiert, Krisen unter Rückgriff auf persönliche und soziale Ressourcen zu meistern (Welter-Enderlin 2015).

Das vorliegende Konzept baut auf den personalen und sozialen Ressourcen der Teilnehmenden auf. Die Ressourcenorientierung zeigt sich daran, dass Fähigkeiten, Fertigkeiten und Stärken im Mittelpunkt stehen. Die Kursteilnehmenden können ihre Ressourcen (wieder) entdecken, aktivieren und weiterentwickeln.

DEFINITION

Ressourcen sind Potenziale, die zur Verfügung stehen und Menschen unterstützen, Anforderungen zu bewältigen, Herausforderungen zu meistern und schwierige Situationen durchzustehen. Ressourcen sind von zentraler Bedeutung, da von ihrer Verfügbarkeit sowohl die physische und psychische Gesundheit als auch das subjektive Wohlbefinden abhängen (Willutzki/Teismann 2013).

Bei der Durchführung des Kurses gilt es, eine Balance zwischen Anforderungen an die Kursteilnehmenden und Rücksichtnahme auf deren personale und soziale Möglichkeiten zu finden.

Ob Menschen mit Morbus Parkinson ihre Ressourcen einbringen können, hängt auch von der Einstellung und Haltung der Kursleitung ab. Zudem spielen die Motivation und die Persönlichkeitsstruktur der Teilnehmenden eine wichtige Rolle. Ein zentraler Punkt ist, dass die Kursteilnehmenden als gleichwertige Persönlichkeiten wahrgenommen werden und der Umgang mit ihnen entsprechend ist. Für die Kursleitung heißt dies, den Teilnehmenden mit Achtsamkeit, einer wertschätzenden Haltung und ungeteilter Aufmerksamkeit zu begegnen. Die Persönlichkeit des Gegenübers wahrzunehmen sowie die Person und nicht die Krankheit in den Vordergrund zu stellen. Die Teilnehmenden werden in ihrer Individualität wahrgenommen und es werden ihre Ressourcen gefördert. Die Angebote sind so gestaltet, dass sie für alle Teilnehmenden der Gruppe durchführbar sind, ohne die einzelnen Personen zu unter- oder überfordern (Kapitel 5.3).

Ein Kursangebot, das kreativen Spielraum lässt, hilft, Ressourcen zu entdecken und zu aktivieren. Dadurch erkennen die Teilnehmenden Fähigkeiten, die ihnen vielleicht noch nicht bewusst waren. Das hilft ihnen, Stärken zu erfahren und zu zeigen. Erfolgserlebnisse schaffen Vertrauen in die eigenen Fähigkeiten und geben Mut, Neues auszuprobieren und in den Alltag zu übertragen.

4.2 Kreatives Gestalten

Neues schaffen und Lösungen für Probleme finden, sind Eigenschaften, die graduell unterschiedlich bei allen Menschen vorkommen. Wird Kreativität als Fähigkeit einer Person zur Gestaltung von subjektiv Neuem und Unbekanntem beschrieben, kann davon ausgegangen werden, dass Kreativität eine Grundkompetenz darstellt (Degen 2017). Menschen mit Morbus Parkinson sind gefordert, die durch die Krankheit auftretenden Probleme anzugehen. Werden diese auf ungewöhnliche Weise angepackt, kann von einer kreativen Lösung gesprochen werden. Dies setzt jedoch Offenheit und Flexibilität voraus, sodass Bekanntes auf eine andere, neue Weise angegangen werden kann. Aufgaben werden so umstrukturiert, dass sich eine erfolgreiche und adäquate Lösung ergibt.

BEISPIEL

Frau Z. arbeitete früher beruflich als Sprecherin und es ist anzunehmen, dass sie einige der im Kurs angebotenen Übungen aus der Sprechtechnik kennt. Sie beteiligt sich aktiv und ist ein gutes sprachliches Vorbild für die anderen. Beim „Erzaubern von Melodien" in Verbindung mit Bewegung blüht sie richtig auf. Im Kurs kann sie Bekanntes rund um das Sprechen neu erfahren und die Bewegungsübungen haben ihr die Freude am Wandern zurückgegeben.

Ein Beispiel dafür ist die stimmtherapeutische Methode „Lax Vox", bei der es primär um eine kontrollierte Stimmgebung geht.

DEFINITION

Die Methode LAX VOX® wurde von der finnischen Logopädin Marketta Sihvo entwickelt. Es ist eine einfache, aber wirkungsvolle Stimmübung, die für alle Menschen geeignet ist. Sie wird erfolgreich in der Stimmtherapie, in der Sprecherziehung oder in der Gesangspädagogik angewendet.

TIPP

Zur Durchführung braucht man einen LAX-VOX®-Schlauch und eine PET-Flasche, die etwa vier Zentimeter hoch mit Wasser gefüllt ist. Nun wird ein Schlauchende ein bis zwei Zentimeter tief ins Wasser gestellt und das andere Ende in den Mund auf die entspannte Zunge gelegt. Der Mund wird geschlossen. Die Flasche und der Schlauch werden je mit einer Hand vor der Brust gehalten. Die Lippen umschließen das Schlauchende

und die Wangen sind entspannt. Nun kann das Wasser zum Sprudeln oder zum Klingen gebracht werden (Kruse, 2015).
Der Link zur genauen Anleitung findet sich im Literatur- bzw. Quellenverzeichnis am Ende des Buches.

Diese Methode regt die Kreativität der Teilnehmenden dazu an, mithilfe des zum Sprudeln gebrachten Wassers miteinander zu kommunizieren und gemeinsam etwas Neues entstehen zu lassen.

Auch bei anderen Übungen werden die Teilnehmenden unterstützt, ihre eigene Neugier und Kreativität einzubringen, Ideen von anderen Teilnehmenden aufzunehmen und weiterzuführen. So entstehen immer wieder neue, sich weiter entwickelnde Herangehensweisen. Wichtig ist, dass es bei all dem kein Richtig oder Falsch gibt. Ausprobieren, experimentieren, sich inspirieren lassen, Material ungewohnt nutzen, Ideen aus dem Moment heraus kreieren und Neues entstehen lassen, sind Puzzleteile des kreativen Gestaltens.

Üblicherweise sind wir beim Spielen mit einem Luftballon gewohnt, diesen mit der Hand in die Höhe zu schlagen und mit dem Fuß oder anderen Körperteilen zu stoßen. In einen aufgeblasenen Ballon zu summen (Kapitel 7.3) ist nicht üblich, verhilft jedoch dazu, die Lippen- und Mundpartie besser wahrzunehmen und die Resonanz der Stimme neu zu erfahren. Es können auch Laute, Wörter und Phrasen in unterschiedlichen Lautstärken und Tonhöhen in den Ballon gesprochen werden, was hilft, Varianten der Stimme in einem geschützten Rahmen zu erproben.

Die Arbeit in Gruppen eignet sich besonders für eine kreative Herangehensweise. Das erfordert von der Kursleitung eine Offenheit gegenüber den Impulsen der Kursteilnehmenden und dem Prozessverlauf.

4.3 Gruppensetting

Die Kurse finden in einem Gruppensetting statt. Die Erfahrung zeigt, dass sich eine Gruppengröße von acht bis zehn Personen am besten bewährt. Die Gruppe ist insofern homogen, als dass alle Gruppenteilnehmenden an Morbus Parkinson erkrankt sind. Das führt von vornherein zu einem gewissen Zusammengehörigkeitsgefühl. Bezüglich des Stadiums der Krankheit, das leicht bis mittelschwer sein kann, gibt es eine gewisse Heterogenität, die trennend wirken kann, ebenso wie Bildung, Alter und der soziale Hintergrund. Das Arbeiten mit einer Gruppe hat immer Vor- und Nachteile, d.h. das Zusammensein in einer

Gruppe kann befreien oder zu Neuem herausfordern, es kann aber auch Stress auslösen und Angst machen, vor allem wenn ein Gruppenmitglied stärker betroffen ist als die anderen. Die Kursteilnehmenden sind in ihren Handlungen einem Vergleich ausgesetzt, was eine ständige Konfrontation mit der Erkrankung bedeuten kann.

Beim Leiten einer Gruppe ist es wichtig, die Nachteile des Gruppensettings soweit wie möglich auszuschalten, indem ein geschützter Rahmen geschaffen wird, damit sich die Teilnehmenden in der Gruppe aufgehoben fühlen. Durch einen lockeren, spielerischen Ansatz werden Unsicherheiten abgebaut und Vertrauen wird aufgebaut. Voraussetzung dafür sind folgende Interventionen der Kursleitung:

- Zusammenhalt der Gruppe stärken
- Interaktionen und Kommunikation zwischen den Gruppenmitgliedern fördern
- Ressourcen aufzeigen und erfahren lassen
- auf individuelle Anpassungen hinweisen

Ein Gruppengefühl ist nicht von Beginn an da, es muss wachsen und es braucht Zeit, bis eine Zusammengehörigkeit entsteht. Die Gestaltung des Kursbeginns ist hierbei von großer Bedeutung. Wichtig ist, den Teilnehmenden das Konzept, die wesentlichen Ziele des Kurses und die Vorgehensweise zu erläutern, die Erwartungen der Kursteilnehmenden aufzunehmen und die Rollen zu klären.

Beim ersten Treffen steht das gegenseitige Kennenlernen im Vordergrund. Dabei ist zu beachten, dass dieser Prozess vorsichtig angegangen wird. Für die Kursteilnehmenden ist die Situation neu und sie müssen sich erst einfinden. Es stellen sich viele Fragen und Unsicherheiten treten auf. Dabei soll neben dem Gruppenprozess immer die Einzelperson im Auge behalten werden. Wie geht sie mit den Anforderungen um und wie ist sie in der Gruppe integriert? Wie ist ihre Befindlichkeit? Die Leitung des Kurses braucht eine wache Aufmerksamkeit, um Unstimmigkeiten wahrzunehmen und entsprechend zu reagieren.

Zur Konkretisierung des vorliegenden Konzeptes werden in Kapitel 6 der Ablauf und die Gestaltung von Kurseinheiten dargestellt.

Ein wichtiger Aspekt des Konzeptes ist, dass Gruppenmitglieder eigene Ideen einbringen können, die von der Kursleitung, aber auch von den anderen Teilnehmenden aufgenommen und weiterentwickelt werden. So entsteht ein gegenseitiges Inspirieren, das den Gruppenzusammenhalt stärkt. Dieses Konzept erfordert von der Kursleitung viel Flexibilität. Sie muss ihre Aufmerksamkeit darauf richten, was in der Gruppe entsteht und muss wahrnehmen, welches

Tempo sowohl der Gruppe als auch den einzelnen Teilnehmenden entspricht. Das Geschehen wird genau beobachtet und es werden spontan immer wieder Anpassungen vorgenommen. Verschiedene Gruppensettings wie Großgruppe, Kleingruppen, Partnerarbeit schaffen Variation und auch die Möglichkeit eines geschützteren Rahmens. Regelmäßig wird eine kurze Feedbackrunde gemacht, um die Befindlichkeit wahrzunehmen und Hinweise für Anpassungen zu erhalten. Zusammenfassend lässt sich festhalten, dass die Aufgabe der Kursleitung ist, einen geschützten Raum für ein gemeinsames Erleben zu schaffen.

4.4 Allgemeine didaktische Hinweise

Wie bereits in Kapitel 4.3 erwähnt, ist die Schaffung einer vertrauensvollen Atmosphäre eine zentrale Voraussetzung für das Gelingen des Kurses.

BEISPIEL

Herr F. ist Rentner und hat seit einigen Jahren Parkinson. Er geht an einem Stock, seine Ehefrau begleitet ihn zum Kurs. Zu Beginn bleibt er während der Bewegungsübungen auf dem Stuhl sitzen. Gegen Ende des Kurses steht er dabei auf und wagt sich sogar, summend im Raum umherzugehen. Das macht ihm richtig Spaß. Durch die unbeschwerte Atmosphäre kann er seine Probleme vergessen. Wortwörtlich sagt er: „Beim Gehen muss ich mich nicht mehr so stark konzentrieren, es geht spontaner und die Schnellsprechverse machen auch meinem jüngsten Enkel große Freude.“ In die letzten zwei Kurseinheiten kommt er ohne Begleitung seiner Frau.

Es wird darauf hingearbeitet, dass die Kursteilnehmenden das Vertrauen in ihre Fähigkeiten (wieder) gewinnen können. Der Fokus liegt nicht auf der Funktion, sondern vielmehr auf der Handlung. Die Kursleitung arbeitet mit Bildern und Vorstellungshilfen (gehen wie im warmen Sand, Stimme erklingen lassen wie eine Glocke).

Das ausgewählte Material dient der Orientierung und soll inspirieren. Die einzelnen Angebote sind ergebnisorientiert, bspw.: „Wie klingt unsere Gruppe, wenn wir unsere Stimmen ertönen lassen?“

Bei der Planung gilt, immer die ganze Gruppe im Blick zu haben. Es ist zu berücksichtigen, welche Ziele trotz Heterogenität für alle Gruppenmitglieder zu erreichen sind. Die Nachbereitung bildet somit eine wichtige Grundlage für die Vorbereitung der Kurseinheiten.

TIPP

Impulse zur Nachbereitung

- Wie ist die Gruppendynamik?
- Auf welches Material spricht die Gruppe besonders an?
- Wie sind die Anforderungen? Ist das Niveau angemessen?

Die Kursleitung sollte darauf achten, dass es nicht zu Unter- oder Überforderung kommt. Bei Menschen mit Parkinson (mit Haltungsinstabilität als Kardinalsymptom) sollten abrupte Wechselbewegungen, schnelles Anheben des Kopfes sowie Rückwärtsgehen unbedingt vermieden werden, damit es nicht zu Stürzen kommt.

Der grundlegende Aufbau einer Kurseinheit besteht aus den drei Phasen Einstieg, Hauptteil und Abschluss. Neben der übergeordneten Strukturierung des Kurses gibt es einen Aufbau innerhalb der einzelnen Sequenzen. Darauf basieren bestimmte didaktische Grundsätze zur Kursgestaltung, die beachtet werden sollten und nachfolgend aufgelistet sind:

- Zu Beginn des Kurses werden Spielregeln formuliert: Jede und jeder Teilnehmende macht, was möglich ist. Es besteht die Freiheit, eine Sequenz wegzulassen.

TIPP

Spielregeln

- Duzen (Arbeits-Du) während der Kurseinheiten
- Vertraulichkeit – Schweigepflicht bezüglich Informationen über andere Kursteilnehmende
- Jede teilnehmende Person sorgt gut für sich selber
- Sie macht, was für sie möglich ist, und darf auch eine Sequenz aussetzen

- Die Kurseinheiten werden durch Rhythmisierung gegliedert, indem Pausen gemacht, Übergänge und Zäsuren angekündigt werden (Jetzt kommt etwas anderes). Das Konzept beinhaltet aktivere und ruhigere Momente.
- Übungen werden aufbauend strukturiert, indem vom Einfachen zum Komplexen gegangen wird. Übungen mit dem Ball bspw. werden zuerst im Stehen, als Nächstes im Gehen und dann in Verbindung mit der Stimme gemacht. Oder es kann auch mit dem Fokus Stimme begonnen und darauf aufgebaut werden.

- Der inhaltliche Aufbau orientiert sich an physiologischen Bedingungen (Haltung und Atmung sind grundlegende Voraussetzungen für die Stimmgebung).
- Die Kursleitung achtet auf ihre Sprache, indem sie in allgemeinen Formulierungen auf individuelle Anpassungsmöglichkeiten hinweist.
- Ideen der Teilnehmenden werden aufgegriffen und gewürdigt.
- Die Kursleitung bietet Variationen und sorgt damit für eine abwechslungsreiche Gestaltung, die die Konzentration mehr auf den Inhalt und weniger auf die Ausführung lenkt. Es wird immer wieder in verschiedenen Positionen – sitzend, stehend – und an verschiedenen Orten im Raum gearbeitet.
- Erwartungen und Erfahrungen der Teilnehmenden werden immer wieder einbezogen.
- Humor ermöglicht ein freies Gestalten und eine entspannte Atmosphäre.
- Das spielerische Experimentieren steht im Vordergrund, nicht die Übungszentrierung.
- Störungen haben Vorrang. Die Kursleitung behält die Teilnehmenden im Auge und reagiert bei Bedarf.

Ein weiteres didaktisches Mittel ist das verwendete Material, auf das in Kapitel 4.5 eingegangen wird.

4.5 Materialien

Im Kurs kommen vielfältige Materialien auf unterschiedliche Weise zum Einsatz. Der Begriff „Material" ist weit gefasst und die Auswahl breit. Es werden Materialien aus der Gymnastik, Rhythmik, Psychomotorik und aus dem Alltag verwendet. Dazu gehören Musikstücke, Bilder, Metaphern, Wortkarten, Zungenbrecher, Texte, Gedichte (in Anlehnung an Hunziker 2019) und Lieder.

TIPP

Aphorismen, Zitate, lustige Gedichte oder kurze Texte eignen sich besonders gut für Sprechübungen in der Gruppe. Als Autoren sind Joachim Ringelnatz, Christian Morgenstern und Ernst Jandl zu empfehlen. Zum einen gibt es Bücher und zum anderen findet sich zahlreiches Material dazu im Internet.
Gut eignen sich die Gedichte „Der Stein", „Die Ameisen" und „Bumerang" von Joachim Ringelnatz oder „Der Schnupfen" von Christian Morgenstern sowie „Karawane" von Hugo Ball.

Materialien geben Impulse für Bewegungssequenzen, aktivieren Stimme und Sprechen und unterstützen die Verbindung von Bewegung und Stimme. So kann die Lautstärke der Stimme durch ein kräftiges beidhändiges Prellen eines Gymnastikballs in Verbindung mit dem Sprechen von Silben verstärkt werden (z. B. /po/, /pa/, /pu/). Für diese Übung werden Plosive gewählt, da sich bei diesen Konsonanten die Luft im Mundraum staut und so die Stimme kraftvoller wird. Die Teilnehmenden werden durch den starken Aufprall der Gymnastikbälle beim lauten Sprechen der Silben unterstützt und gleichzeitig ermutigt, da ihre Stimme im Getöse der aufprallenden Bälle untergeht.

Materialien

- *verschiedene Bälle: Gymnastik-, Tennis-, Ping-Pong-, Physio-, Schaumstoffbälle*
- *Luftballons in unterschiedlichen Größen, Farben und Formen*
- *Seile, Gummibänder in unterschiedlichen Breiten, Gummischlauch*
- *Stäbe, Rhythmikstäbe*
- *Schwungtuch*
- *Tücher wie Rhythmik-Tuch, Chiffontücher, Frottiertuch*
- *Klangrohr, PET-Flaschen, Becher*

Die beschriebene Verknüpfung einer Bewegungs- mit einer Stimmsequenz zeigt, wie über den Einsatz von Material der Fokus auf die Handlung und nicht auf die Sprechfunktion oder die Bewegungsausführung gelegt wird. Wenn ein Material ins Zentrum gestellt wird, richtet sich die Konzentration auf das Material und es wird weniger auf die anderen Teilnehmenden geschaut, was den Vergleich untereinander und Wettbewerbs- sowie Konkurrenzsituationen vermindert. Bei heterogenen Gruppen, wie sie Menschen mit Morbus Parkinson darstellen, ist dies besonders wichtig. Das Material kann auch, wie in Kapitel 4.2 erwähnt, anders als üblich benutzt werden und so zum Experimentieren und Erforschen anregen. Selbstverständlich können auch zwei oder drei Materialien gleichzeitig eingesetzt werden. In dieser Kombination von Material mit Bewegungen und/oder Stimme bzw. Kommunikation geht es um **Dual-task,** was bedeutet, dass mit motorischen Übungen in Verbindung mit Sprache immer auch kognitive Leistungen verbunden sind.

Jedes Material hat einen bestimmten Aufforderungscharakter und kann zu einer direkten Kontaktnahme oder indirekten Kommunikation einladen. Ein Ball regt zum Werfen, Kicken oder Prellen an, ein Schwungtuch zum gemeinsamen Schwingen. Materialien eignen sich für verschiedene Sozialformen und können von einer Einzelperson verwendet, zur Partnerarbeit eingesetzt oder für Gruppen geeignet sein. Ein äußerst beliebtes und vielfältig einsetzbares Material ist das Schwungtuch. Es ermöglicht die Schulung von Koordination,

Reaktion, Kraftdosierung und eignet sich ausgezeichnet für die Verknüpfung von Bewegung und Stimme. Das natürliche Ein- und Ausatmen ergibt sich automatisch durch das Heben und Senken des Schwungtuchs. Auf verschiedenste Art gesprochene oder laut gerufene Silben, Wörter oder Phrasen – verbunden mit dem Heben und Senken des Schwungtuchs – lassen ein Gemeinschaftsgefühl entstehen und vermitteln jeder Einzelperson, dass sie Teil eines Ganzen ist (Abb. 2).

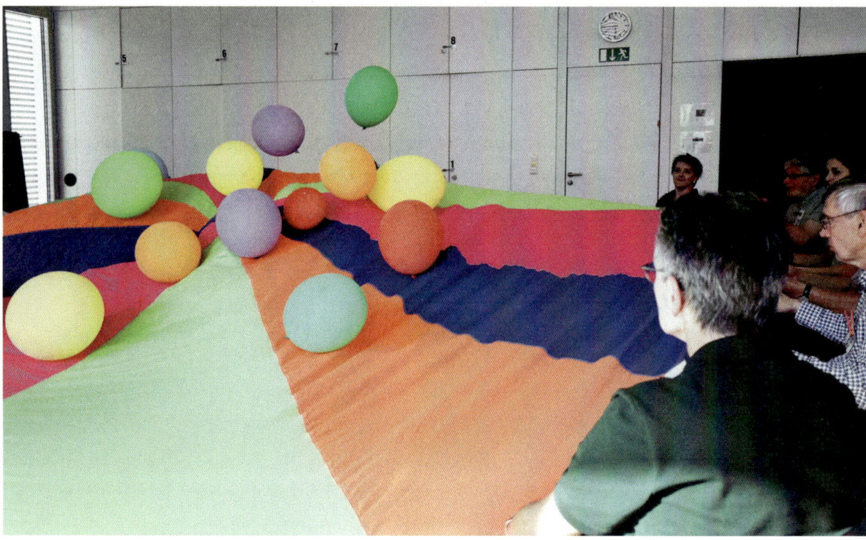

Abb. 2: Schwungtuch und Ballons

Die Eigenschaften von Materialien sind breit gefächert. Sie können anregen, ermutigen, Erinnerungen wecken, herausfordern, ablenken, vermitteln und Personen miteinander in Kontakt bringen. Sich als Kursleitung zu überlegen, was welches Material bewirken kann und dazu den Einsatz erwachsenengerecht und zielgruppenorientiert zu nutzen, ist unabdingbar für das Gelingen der Gruppenintervention.

Die Ausführungen in diesem Kapitel zeigen, dass die Kursleitung gefordert ist, diese verschiedenen Aspekte zu berücksichtigen. Um alle diese Punkte erfüllen und entsprechend reagieren zu können, empfiehlt sich eine Co-Leitung. So können sich die beiden Kursleitenden ergänzen, indem die bzw. der eine hauptsächlich für die Anleitung und die bzw. der andere für die Beobachtung und Unterstützung der Teilnehmenden zuständig ist.

ZUSAMMENFASSUNG

Die in diesem Kapitel vorgestellten Herangehensweisen in Bezug auf Ressourcenorientierung (Kapitel 4.1), Kreativität (Kapitel 4.2), Gruppensetting (Kapitel 4.3), Didaktik (Kapitel 4.4) und Material (Kapitel 4.5) unterstützen die Teilnehmenden darin, im geschützten Rahmen des Kurses neue, ihrem Niveau angepasste, positive Erfahrungen zu machen. Dadurch wird ihr Verhalten beeinflusst und ihr subjektives Wohlbefinden gestärkt. Alle Aspekte sollten flexibel eingesetzt und auf die jeweilige Gruppe zugeschnitten werden. Es gibt somit kein starres, immer gleichbleibendes Übungsprogramm, sondern die Übungen orientieren sich gezielt sowohl am Niveau der einzelnen Teilnehmenden als auch an der Gesamtgruppe. Im letzten Teil des Buches (Kapitel 7) gibt es eine Übungssammlung. Daraus können Übungen ausgewählt und zu einer Kurseinheit zusammengestellt werden.

5 Einführung Praxisteil

Diese Einführung zum Praxisteil enthält konkrete Hinweise zur Durchführung eines Kurses. Zudem werden die inhaltliche Struktur und die Schwerpunktbereiche der dargestellten exemplarischen Kurseinheiten (Kapitel 6) sowie der umfangreichen Übungssammlung (Kapitel 7) vorgestellt.

Eine **Kurseinheit** dauert in der Regel 90 Minuten und gliedert sich in drei Phasen:

- Einleitung
- Hauptteil
- Abschluss

Die **Einleitung** beginnt mit einem therapeutischen Angebot zur Körperwahrnehmung, zur allgemeinen Beweglichkeit oder mit einer ungezwungenen Stimmsequenz.

Der **Hauptteil** umfasst Bewegungs-, Stimm- und Sprechangebote sowie deren Verknüpfung. Jede Übungssequenz enthält verschiedene der unten dargestellten Schwerpunktbereiche.

Der Hauptteil wird von einer **15-minütigen Pause** unterbrochen. Der soziale Austausch der Parkinsonbetroffenen untereinander lässt sich bei einer Pausenverpflegung ungezwungen gestalten und stärkt das Vertrauen in die Gruppe.

Die **Abschlussphase** beinhaltet entweder einen Rückblick auf die Kurseinheit oder ein Highlight der Verknüpfung von Bewegung mit Stimme. Beispiele sind das Singen eines Kanons oder das Artikulieren eines „Zungenbrechers“ verbunden mit einer einfachen Bewegungsbegleitung (Kapitel 6).

Auf der Basis dieser Grundstruktur werden die Kurseinheiten zusammengestellt. Die im Kapitel 6 vorgestellten Kurseinheiten können direkt übernommen oder variiert werden. Es können auch Angebote aus der Übungssammlung ausgewählt und zu eigenen Kurseinheiten kombiniert werden. Diese variable Gestaltungsform ermöglicht der Kursleitung auf die Fähigkeiten der Kursteilnehmenden einzugehen und ihre Interessen zu berücksichtigen. Je nach Übungsschwerpunkt wird mit Sprechen begonnen und dann die Bewegung hinzugefügt oder umgekehrt (Kapitel 7.3).

Die Beschreibungen der exemplarischen Kurseinheiten und der Übungssammlung (Kapitel 6 und 7) haben folgende Struktur:

- Titel
- Schwerpunktbereiche
- Material
- Setting
- erklärendes Foto
- Durchführung
- Varianten
- methodisch-didaktische Hinweise

Nachfolgend werden eine Übersicht über die Schwerpunktbereiche und das Setting gegeben sowie die methodisch-didaktischen Grundlagen erläutert.

Schwerpunktbereiche

Zu Beginn der Übungen sind jeweils die entsprechenden Schwerpunktbereiche aufgelistet, um die damit angestrebten Ziele vorzustellen.

Schwerpunkte des Bewegungsangebotes

- allgemeine Beweglichkeit
- visuomotorische Koordination
- Gleichgewicht
- Fingerbeweglichkeit und Feinmotorik
- Reaktionsfähigkeit
- Rhythmusfähigkeit
- Körperhaltung
- Körperwahrnehmung
- Achtsamkeit
- Kräftigung der Muskulatur
- Kraftdosierung
- Lockerung

Schwerpunkte des Stimm-/Sprechangebotes

- Atmung
- Sprechatmung
- Stimmkräftigung/-lockerung
- Lautstärke
- Stimmklang/Resonanz
- Sprechmotorik/Kieferöffnung

- Artikulation
- Prosodie/Modulation
- Sprechtempo
- Mimik

Schwerpunkte der Verbindungen

- Koordination Bewegung und Stimme
- Koordination Bewegung und Sprechen
- Koordination allgemein

Setting

- Gesamt-/Kleingruppe
- Partner-/Einzelarbeit
- sitzen, stehen, gehen
- Kreisanordnung
- verteilt im Raum

Methodisch-didaktische Überlegungen:

Es ist wichtig, dass die Kursleitung den Teilnehmenden klare Anweisungen gibt und sie über die Ziele der Übungsangebote informiert. Die Musikauswahl orientiert sich an den Interessen und den Vorlieben der Altersklasse. Um die Eigeninitiative und Kreativität der Menschen mit Parkinson anzuregen und das Vertrauen in die eigenen Fähigkeiten (wieder) zu entdecken und zu stärken, werden die Teilnehmenden ermutigt, eigene Ideen oder Varianten einzubringen.

6 Kurseinheiten

Jeder Kurs „Bewegung und Stimme“ besteht aus acht Kurseinheiten à 90 Minuten. Jede Kurseinheit hat einen vorab festgelegten Aufbau, der während der Durchführung bei Bedarf angepasst werden kann. Die nachfolgenden Beispiele sollen eine Idee geben, wie Kurseinheiten konkret aussehen und strukturiert werden können. Da der Beginn eines neuen Kurses sehr wichtig ist, wird als erste Kurseinheit ein Kurseinstieg beschrieben. Die anderen beiden Kurseinheiten können zu einem beliebigen Zeitpunkt des Kurses stattfinden. Bei den Kurseinheiten sind neben den Schwerpunktbereichen zusätzlich sozio-emotionale Ziele aufgeführt. Diese werden im Übungsteil nicht erwähnt, da sie im Gesamtzusammenhang stehen und in der Regel nicht den einzelnen Übungen zuzuordnen sind.

6.1 Kurseinheit 1, Kurseinstieg

Inhaltliche Schwerpunkte

- allgemeine Beweglichkeit
- Prosodie/Modulation
- Koordination von Stimme und Bewegung
- Strukturierung der Kurseinheiten und Klärung weiterer organisatorischer Fragen

Ziele im sozio-emotionalen Bereich

- gegenseitiges Kennenlernen
- Kennenlernen der Kursleitung
- Vertrauen fassen
- den Raum kennenlernen

Material

- Musik
- Schlüsselbund
- Ball
- Liste mit Fragen
- Klangrohr

Setting

- Gesamt-/Kleingruppe
- sitzen, stehen, gehen
- Kreisanordnung
- verteilt im Raum

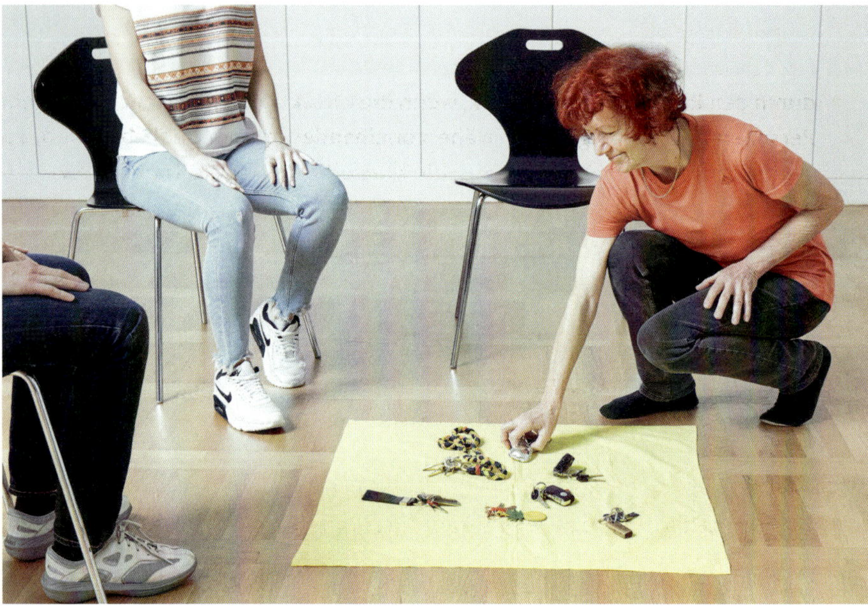

Abb. 3: Schlüsselbund auswählen

Einstieg (10')

- Begrüßung zum Kurs
- Kursziele und Inhalte vorstellen
- Spielregeln erläutern

TIPP

- Duzen (Arbeits-Du während der Kurseinheiten)
- Vertraulichkeit – Schweigepflicht, bezüglich Informationen über andere Kursteilnehmende
- Jede teilnehmende Person sorgt gut für sich selber
- Sie macht, was für sie möglich ist, und darf auch eine Sequenz aussetzen

Hauptteil

Bewegung und Stimme

LERNZIEL

Gegenseitiges Kennenlernen über Bewegung und Sprechen (30')

- durch den Raum gehen zu Musik, wenn die Musik stoppt, tauschen sich zwei Personen, die zufällig in der Nähe voneinander stehen geblieben sind, zu Wohnort, Anreise, Interessen aus; die Kursleitung gibt die Themen vor

Namen
- mit einem Ball im Kreis stehend den eigenen Vornamen nennen
- mit der Weitergabe eines Balls nennt die bzw. der nächste Kursteilnehmende den eigenen Namen, die anderen wiederholen den Namen
- unter Anleitung der Kursleitung die einzelnen Namen auf verschiedene Weise sprechen: laut–leise, hoch–tief, schnell–langsam

Schlüsselbund
- alle Kursteilnehmenden legen ihren Schlüsselbund/Schlüssel in die Kreismitte
- nun nimmt eine Person einen für sie interessanten Schlüssel oder Schlüsselbund (Abb. 3); der Besitzer oder die Besitzerin des Schlüsselbundes erzählt über mögliche damit verbundene Erlebnisse und darf anschließend den nächsten Schlüsselbund auswählen

Pause (15')

Sprechen (15')

Kurzinterview
- in Kleingruppen à drei bis vier Personen sitzend
- es werden gegenseitig Fragen in Anlehnung an Marcel Proust gestellt (s. Internetlink im Literaturverzeichnis: Fragebogen Marcel-Proust) z.B. Was ist deine Lieblingsmusik? Mit wem würdest du am liebsten in einem Lift stecken bleiben? Wo ist dein Lieblingsort? ...; die Fragen dazu sind vorformuliert und werden den Teilnehmenden auf einer Kopie ausgeteilt
- jemand stellt die Frage, die anderen geben rasch eine kurze Antwort

Verbindung Stimme und Bewegung

LERNZIEL

Bewegung und Stimme erkunden (12')

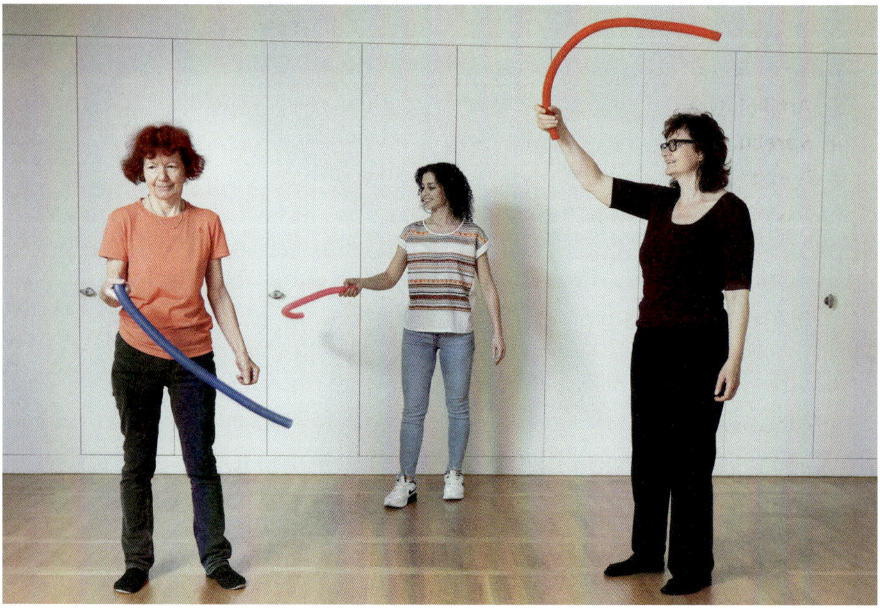

Abb. 4: Klangrohre

- sich mit einem Klangrohr im Raum verteilen und darauf achten, dass genügend Abstand zu den anderen Kursteilnehmerinnen eingehalten wird; im Stehen die Klangrohre zum Sirren bringen und rund um den Körper bewegen (Abb. 4)
- im Raum herumgehend ins Klangrohr summen und ein Cluster mit Stimmvariationen (laut–leise, hoch–tief) bilden
- im Kreis stehend Variationen ins Klangrohr summen und gemeinsam ein Konzert entstehen lassen

Abschluss (5')

Feedbackrunde – Blitzlicht

- im Kreis sitzend teilen alle Kursteilnehmenden in maximal drei Sätzen mit, wie es ihnen jetzt geht und wie sie nach Hause gehen
- Verabschiedung

6.2 Kurseinheit 2

Inhaltliche Schwerpunkte

- allgemeine Beweglichkeit
- Lockerung
- Koordination- und Reaktionsfähigkeit
- Mimik
- Sprechmotorik/Kieferöffnung
- Artikulation
- Sprechatmung
- Sprechtempo
- Koordination Bewegung und Stimme

Ziele im sozio-emotionalen Bereich

- Gruppenzusammenhalt stärken

Material

- Schwungtuch
- Bälle und Luftballons
- Schnellsprechverse

Setting

- Gesamt-/Kleingruppe
- sitzen, stehen, gehen
- Kreisanordnung
- verteilt im Raum

Einstieg

LERNZIEL

Schultergürtel lockern zur Tonusregulierung des Kehlkopfbereiches und zur verbesserten Aufrichtung (10')

- mit der rechten Hand den linken Schulterbereich leicht abklopfen
- mit der linken Hand den rechten Schulterbereich leicht abklopfen
- die rechte und dann die linke Schulter mit der gegenüberliegenden Hand abstreichen

- Namen oder Formen (Kreis, Spirale, Dreieck, Quadrat) mit einer Schulter schreiben/zeichnen und diese immer kleiner werden lassen, bis sich die Schulter nicht mehr bewegt; als Vorstellungshilfe kann das Bild eines an den Schultern horizontal befestigten Bleistiftes genommen werden; zuerst mit der einen und dann der anderen Schulter, dann mit beiden gleichzeitig ausführen

LERNZIEL

Allgemeine Beweglichkeit aktivieren (5')

- im Stuhlkreis sitzend oder im Kreis stehend Arme nach oben führen, sich strecken, dabei abwechselnd mit rechter und linker Hand „nach Äpfeln greifen" und /zip/-/zip/-/zip/ und dann /zap/-/zap/-/zap/ und /zup/-/zup/-/zup/ sprechen
- Arme neben dem Körper nach unten führen und von Schultern aus erst die rechte Hand, dann die linke Hand Richtung Boden strecken

Hauptteil

Bewegung

LERNZIEL

Koordination fördern (5')

- Schwungtuch im Kreis weitergeben – in rechte/linke Kreisrichtung – im Wechsel – variieren des Tempos
- Tuch langsam auf und ab bewegen (Sommerbrise)
- Tuch schnell und wild bewegen (Gewitter)

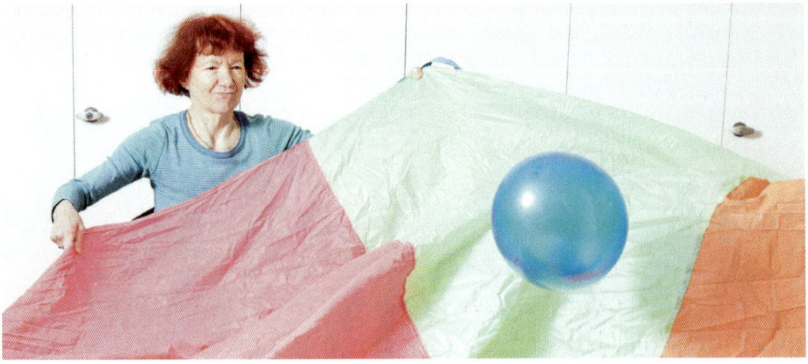

Abb. 5: Ballons auf Schwungtuch

LERNZIEL

Reaktionsfähigkeit steigern (5')

- ein Wasserball oder Ballon wird auf dem Schwungtuch zum Hüpfen gebracht, dabei soll er auf dem Tuch bleiben
- ein Ball wird auf das Schwungtuch gelegt und im Kreis bewegt (Abb. 5)
- Übungen mit drei bis fünf Bällen/Ballons durchführen

Mundmotorik, Artikulation und Stimme

LERNZIEL

Gesichtsmuskulatur lockern (5')

- im Stuhlkreis sitzend mit beiden Händen das Gesicht (Stirn, Wangen, Kinn) von oben nach unten leicht abklopfen, dann dreimal abstreichen
- Wangen aufblasen und mit Fingern auf Wangen klopfen, sodass beim Entweichen der Atemluft ein „Blobb"-Geräusch entsteht

LERNZIEL

Mundbereich aktivieren (5')

- Mund mehrmals im Wechsel spitzen und breitziehen
- den Ansatz des Kaumuskels in Höhe des Ohrläppchens leicht massieren
- Kiefer mehrmals weit öffnen und schließen, die Lippen bleiben geschlossen
- nun wird mehrmals ein Kussmund gebildet
- bei geschlossenen Lippen mit der Zunge entlang der Vorderzähne kreisen
- Lippen sind geöffnet und die Zunge fährt an der Innenseite der Zähne entlang

LERNZIEL

Artikulation verbessern (5')

- mehrmals /b/ im Wechsel laut und leise artikulieren
- /p/ schnell wiederholen /p/-/p/-/p/-/p/
- /k/ zuerst langsam und immer schneller wiederholen /k/-/k/-/k/-/k/
- /gfdsa/ mehrmals langsam und sehr präzise sprechen; das Lautbündel vorab auf ein Flipchart schreiben

- mehrmals /ticktack/ sehr schnell sprechen
- einzelne Wörter mehrmals sehr deutlich artikulieren: Wachsmasken, Nussknacker, Schneiderschere, Schnellsprechspruch, klitzeklein, Kirschkern
- Wortpaare schnell sprechen: knackig-knacken, Bürsten-Borsten, dreißig-fleißig

TIPP

Pausen nicht vergessen, da diese Übungen anstrengend sind.

Pause (15')

Verbindung von Bewegung und Stimme

LERNZIEL

Atmung und Stimme in Verbindung mit Bewegung aktivieren (10')

- Schwungtuch nach oben führen und dabei den Atem einströmen lassen
- Tuch nach unten bewegen und dazu auf /f______/, /s______/, /sch______/, /pf______/ ausatmen Vorstellungshilfe: Luft entweicht aus einem Reifen
- Tuch nach oben führen, während das Tuch nach unten geführt wird einen Seufzer entstehen lassen, diesen variieren
- mit den Händen das Schwungtuch halten, dabei die Arme leicht nach vorne strecken; mit den Armen das Tuch fest zu sich ziehen, gleichzeitig /f______/ sprechen und beim Zurückführen in die Ausgangsposition ein /t/ sprechen (Varianten: /sch___t/, /s___t/)
- Sirene: Tuch nach oben führen, Ton steigt an – Tuch nach unten senken, Ton sinkt
- Tonhöhe variieren: Tuch hoch, Ton nach oben (/la/-/la/-/la/) – Tuch nach unten, Ton nach unten (/la______/)

LERNZIEL

Sprechflüssigkeit und -präzision erhöhen (15')

Schnellsprechverse in Kleingruppen erarbeiten

- die Teilnehmenden finden sich zu drei Kleingruppen zusammen und wählen zwei der sechs angebotenen Schnellsprechverse aus, die sie in der Kleingruppe eigenständig erarbeiten
- dabei beginnen sie langsam und steigern dann das Tempo – Lautstärke variieren
- einen dieser Schnellsprechverse mit Bewegungen begleiten

Schnellsprechverse

- *Blaue Bürsten bürsten besser. Besser bürsten blaue Bürsten.*
- *Max Wachter macht acht Wachsmasken, acht Wachsmasken macht Max Wachter.*
- *Dreißig fleißige Kesselflicker flicken dreißig rissige Messingkessel.*
- *Schneiderschere schneidet scharf, scharf schneidet Schneiderschere.*
- *Ein sehr schwer sehr schnell zu sprechender Spruch ist ein Schnellsprechspruch.*
- *Klitzekleine Kinder können keinen Kirschkern knacken.*

Abschluss (10')

- im Raum umhergehend die verschiedenen Schnellsprechverse gleichzeitig auf verschiedene Art und Weise sprechen: hohe, tiefe, laute, leise Stimme und ein Cluster entstehen lassen

6.3 Kurseinheit 3

Inhaltliche Schwerpunkte

- Körperwahrnehmung
- Körperhaltung
- Atmung
- Sprechatmung
- Artikulation
- Prosodie/Modulation
- Koordination Bewegung und Stimme

Ziele im sozio-emotionalen Bereich

- Selbstsicherheit, Mut und Vertrauen in die eigenen Fähigkeiten entwickeln

Material

- Sandsäckchen oder mit Wasser gefüllte PET-Flaschen (0,5 l)
- Gedicht „Bumerang“ von Joachim Ringelnatz

Setting

- Gesamt-/Kleingruppe
- sitzen, stehen, gehen
- Kreisanordnung
- verteilt im Raum

Einstieg (15' Übung mit Einleitung und 5' Austausch)

LERNZIEL

Körperwahrnehmung vertiefen (20')

- im Stuhlkreis sitzend den eigenen Körper wahrnehmen, mit geschlossenen oder geöffneten Augen

Anleitung zur Selbstwahrnehmung

Ich werde dich jetzt durch deinen Körper führen und du bist offen für neue Erfahrungen. Es gibt keine richtige oder falsche Wahrnehmung.

- *Schließe, wenn möglich, die Augen.*
- *Du fragst dich: Wie fühle ich mich im Moment? Habe ich Energie? Bin ich wach oder bin ich etwas müde?*
- *Ich bin ganz bei mir. Jetzt gehen wir den Körper von unten nach oben durch.*
- *Zuerst nehme ich meine Füße wahr. Sind sie fest verankert? Wo berührt die Fußsohle den Boden? Wie ist das Gewicht auf die beiden Füße verteilt? Kann ich ganz sachte die Zehen bewegen?*
- *Wie ist die Position der Beine? Wie fühlen sich die Unterschenkel an? Gibt es einen rechten Winkel zwischen Unter- und Oberschenkel? Wie nehme ich die Oberschenkel wahr? Wie ist der Kontakt der Oberschenkel mit der Sitzfläche des Stuhles?*
- *Wie fühlt sich der Beckenbereich an? Wie ist das Gewicht verteilt? Wo habe ich Kontakt mit der Sitzfläche? Wie ist das Becken positioniert, ist es nach vorne oder nach hinten gekippt? Kann ich es sachte nach vorne und hinten kippen?*
- *Wie fühlt sich der Bauch an? Ist die Bauchdecke weich oder fest?*
- *Wie fühlt sich der Rücken an? Wie breit und wie lang ist mein Rücken? Wie nehme ich die Fläche meines Rückens wahr? Habe ich Kontakt mit der Stuhllehne?*
- *Wie ist der Schultergürtel positioniert, wie das Brustbein? Sind die Schultern nach vorne geneigt? Kann ich die Schultern leicht nach vorne und nach hinten bewegen? Kann ich sie hochziehen und fallen lassen? Wie fühlt sich der Schultergürtel jetzt an? Wie ist das Gewicht der Schultern?*
- *Wie ist die Haltung des Kopfes? Ist er nach vorne oder nach hinten geneigt? Kann ich den Kopf vorsichtig nach links und rechten drehen? Kann ich ihn senken und wieder langsam und bewusst aufrichten?*
- *Wie nehme ich die Atmung wahr? Wohin geht der Atem? In die Flanken, in den Bauch, in den Brustraum, in den Rücken?*
- *Wie fühle ich mich im Moment? Habe ich Energie? Bin ich wach oder bin ich etwas müde? Habe ich Energie?*

Nimm jetzt drei tiefe Atemzüge, strecke dich, gähne und seufze und öffne, wenn du bereit bist, langsam die Augen.

- Austausch über die Erfahrungen zu zweit oder zu dritt

TIPP

Mögliche Fragen

- Wie ist es dir bei dieser Reise durch den Körper ergangen?
- Hat sich etwas verändert?
- Nimmst du jetzt einen Körperteil besonders wahr?
- Wie fühlst du dich jetzt?

Hauptteil

Bewegung

LERNZIEL

Allgemeine Beweglichkeit und Gleichgewichtssinn schulen (10')

- zu Musik frei umhergehen und wenn die Musik stoppt, eine Grätschstellung einnehmen; das Gewicht einige Male im Wechsel nach rechts und links verlagern; die Ferse des Spielbeines wird jeweils angehoben und das Gewicht auf das Standbein verschoben; beim Einsetzen der Musik bewegen sich die Kursteilnehmenden wieder frei im Raum; das Vorgehen wird mehrmals wiederholt
- in einem hüftbreiten Stand durch kleine Kreisbewegungen des Beckens in eine aufrechte Haltung kommen, um die Stabilität und die Mitte zu finden, wird eine Körperbewegung um die Längsachse im Uhr- und Gegenuhrzeigersinn langsam und immer kleiner werdend ausgeführt, die Kursleitung verwendet am Ende der Übungssequenz das Bild eines Fadens, der am Kopf befestigt ist und nach oben zieht
- die vorangegangene Übung im Sitzen wiederholen, indem kleine Beckenkreise ausgeführt werden

Pause (15')

Atmung und Stimme

LERNZIEL

Atmung wahrnehmen (5')

- im Stuhlkreis sitzend wird die Aufmerksamkeit auf die Atemräume, auf den Atemstrom sowie auf den Rhythmus der Ein- und Ausatmung gelenkt
- Beobachten der Ein- und Ausatmungsbewegung; als Unterstützung können die Hände auf den Bauch, den Rücken und an die Rippen gehalten werden; die Luft einströmen und ausfließen lassen, den eigenen Atemrhythmus bewusst wahrnehmen
- den Körper mit Luft füllen, im eigenen Tempo dreimal tief ein- und ausatmen

LERNZIEL

Sprechatmung trainieren (15')

Die Sprechatmungsübungen dienen der Verlängerung der Atemspanne, der Erhöhung des Atemdruckes, der Dosierung und der Koordination von Atmung und Sprechen.

TIPP

Zwischen den einzelnen Übungen kurze Ruhepausen einbauen. Die nachfolgende Übungssequenz kann stehend oder sitzend ausgeführt werden.

- auf /s______/ so lange wie möglich ausatmen, dann die Luft wieder einströmen lassen; diese Übung fünfmal ausführen; Vorstellungshilfe: Zischen einer Schlange
- mehrmals kräftig /f/-/s/-/t/ sprechen
- ein Arm wird waagrecht nach vorne ausgestreckt und der Daumen angehoben; nun in kurzen Stößen in einem gleichmäßigen Rhythmus mehrmals blasen; hier eignet sich das Bild des Ausblasens einer Kerze
- die gleiche Übung mit /s/-/s/-/s/-/s/ oder /pf/-/pf/-/pf/-/pf/ ausführen
- im Anschluss die gleiche Übung im Gehen wiederholen, indem pro Zischlaut ein Schritt ausgeführt wird; das Tempo kann variiert werden

Verbindung von Bewegung und Stimme

- mit Sandsäckchen zu Musik im Raum umhergehen, dabei Sandsäckchen mit verschiedenen Körperteilen tragen und/oder balancieren, z.B. auf der Schulter, der Innenseite des Unterarms, auf der Handfläche, auf dem Handrücken

TIPP

Kleine PET-Flasche (0,5 l) gefüllt mit Wasser als Ersatzgegenstand verwenden, falls keine Sandsäckchen vorhanden sind.

Bei den folgenden Übungen können die Augen geschlossen werden. Genug Zeit lassen für die einzelnen Übungen, um die Wirkung auf die Stimme wahrzunehmen.

- im Stehen ein Sandsäckchen in jeder Hand halten; die Arme schwingen wechselseitig vor und zurück; dazu mit klangvoller Stimme /bam___/-/bam___/-/bam___/ sprechen, dabei das /m/ ausklingen lassen
- die gleiche Übung mit /bim___/-/bam___/-/bim___/-/bam___/ im Wechsel durchführen
- nur ein Sandsäckchen in der Hand halten; dieses abwechselnd von einer Hand zur anderen geben; begleitet von /bim___/-/ bam___/-/ bum___/-/ bim___/-/ bam___/-/ bum___/
- ein Sandsäckchen in einer Hand halten, der Arm ist gestreckt und führt eine Kreisbewegung vor dem Körper aus, dieses Kreisen wird begleitet von einem /o______m/; das /m/ wird ausgesprochen, wenn das Säckchen auf der anderen Hand landet; dieselbe Übung in die andere Richtung ausführen

LERNZIEL

Bewegung, Stimme und Artikulation koordinieren (20')

Arbeit am Gedicht „Bumerang" von Joachim Ringelnatz (2013)

War einmal ein Bumerang;
War ein Weniges zu lang.
Bumerang flog ein Stück,
Aber kam nicht mehr zurück.
Publikum – noch stundenlang –
Wartete auf Bumerang.

TIPP

Das Gedicht auf ein Flipchart schreiben, per Beamer projizieren oder ein großes Blatt auf einen Notenständer stellen, damit alle Teilnehmenden den Text lesen können. Der Text soll auf Augenhöhe sein, damit eine aufgerichtete Körperhaltung gewährleistet ist.

- Kennenlernen des Gedichtes und Präsentation vorbereiten
- die Teilnehmenden werden in mehrere Kleingruppen (drei bis vier Personen) aufgeteilt und führen folgende Übungsschritte sitzend aus, die von der Kursleitung angesagt und auf einem Flipchart notiert oder auf einem Blatt an jede Kleingruppe ausgeteilt werden:
  - jede und jeder Teilnehmende liest den Text leise für sich und stellt sich den Inhalt vor
  - die Kleingruppe liest den Text gemeinsam und achtet auf die Artikulation von Endlauten
  - dieselbe Übung mit dem Fokus auf die Anfangslaute
  - die Gruppe liest den Text bewusst langsam und steigert allmählich das Tempo
  - die Gruppe liest den Text gemeinsam mit bewusst leiser Stimme (nicht flüstern)
  - jede und jeder Teilnehmende liest den Text mit sehr lauter Stimme vor
  - die Kleingruppe legt fest, welche Wörter betont werden und spricht den Text gemeinsam
  - jede und jeder Teilnehmende liest das Gedicht mehrmals laut für sich und gestaltet den Inhalt des Textes mit der Stimme und dem Sprechtempo
- als Nächstes werden im Stehen Bewegungen/Gesten, passend zum Inhalt des Gedichtes, entwickelt
- die Ideen von den begleitenden Bewegungen werden in der Kleingruppe zusammengebracht und gemeinsam ausgeführt

Abschluss (5')

- das so erarbeitete Gedicht zusammen mit der Bewegung/Gestik den anderen Gruppen präsentieren

7 Übungssammlung

Diese umfangreiche Sammlung enthält Bewegungs- und Stimm-/Sprechübungen sowie die Verknüpfung der beiden Bereiche. Die Übungen sind in verschiedene Themenschwerpunkte zusammengefasst, wie z. B. Ballonmassage, deutliches Sprechen oder Stimmkräftigung durch Prellen. Diese Schwerpunkte können als Ganzes oder auch teilweise übernommen und zu einer Kurseinheit zusammengestellt werden. Die Auswahl sollte sich immer an den Möglichkeiten und Interessen der Gruppenmitglieder orientieren. Viele der einzelnen Übungen werden auch in Einzeltherapien eingesetzt, der Fokus in diesem Buch liegt aber auf der Arbeit in der Gruppe.

7.1 Ideen zu Bewegungsübungen

Die Bewegung ist ein Schlüsselelement alltäglicher Handlungen und die Brücke zu anderen Menschen. Mit ihren handlungsorientierten, kommunikativen und sozialen Aspekten ermöglicht die Bewegung, Stärken und Leistungsgrenzen zu erfahren. Die folgenden Übungsideen stellen die allgemeine Beweglichkeit, die Körperwahrnehmung, die Koordinationsfähigkeit und die Bewegungsfreude ins Zentrum. Gleichgewichtsfähigkeit und Kraftaufbau sind ebenfalls wichtig, stehen in dieser Ideensammlung jedoch nicht im Vordergrund, da es dazu Material in anderen Fachbereichen gibt.

Malen mit Körperteilen

Schwerpunktbereiche

- allgemeine Beweglichkeit
- Körperwahrnehmung

Material

- Musik

Setting

- Gesamtgruppe, Partner-/Einzelarbeit
- stehen, gehen
- verteilt im Raum

Durchführung:

Neben den erwähnten Schwerpunktbereichen steht der soziale Austausch im Fokus. Das „Auf andere Zugehen“ und mit ihnen über Bewegung zu kommunizieren unterstützt den sozialen Aspekt.

Allgemeine Beweglichkeit

Die Teilnehmenden verteilen sich so, dass alle genügend Raum um sich herum haben.

- jede und jeder stellt sich vor, einen Ellbogen in einen großen Farbeimer zu tauchen; mit diesem farbigen Ellbogen verschieden große Kreise, Schleifen, Wellen und andere Formen in die Luft malen
- die Formen vor und seitlich des Körpers malen; den Ellbogen vor dem Körper über die Mittellinie führen, sodass eine Rotation der Wirbelsäule ausgelöst wird
- dieses Formenmalen mit dem anderen Ellbogen wiederholen
- beiden Ellbogen malen im Wechsel oder gleichzeitig Formen
- sich vorstellen, dass andere Körperteile in den Farbeimer getaucht werden, z. B. das Handgelenk, einen oder mehrere Finger, den Rücken, die Hüften, ein Knie oder Fuß; damit den Raum um den Köper fiktiv farbig bemalen
- dieselbe Aufgabe mit Musik ausführen

Körperwahrnehmung

- dazwischen eine kurze Sitzpause einlegen; sich überlegen, welche Körperteile noch nicht zum Einsatz gekommen sind und diese anschließend einbeziehen
- zu Musik durch den Raum gehen oder tanzen und dabei immer wieder einen anderen Körperteil auswählen, um mit diesem fiktive Formen in den Raum zu malen
- diese Übungssequenz zu zweit ausführen: Person A wählt Körperteil und Art der Bewegungsform aus; dabei langsame, weiche und runde Bewegungen wählen, damit sie gut von Person B nachgeahmt werden können; anschließend die Führungsrolle wechseln
- alle bewegen sich oder tanzen zur Musik und lassen sich zum Malen inspirieren

Variationen

- in verschiedenen Tempi
- in Slow Motion
- sitzend

Methodisch-didaktische Hinweise

- die Teilnehmenden ermuntern, ihre eigenen Ideen einzubringen und auszuführen
- beim Malen mit dem Knie oder dem Fuß beachten, dass sich die Teilnehmenden an einer Wand oder Stange festhalten, um das Gleichgewicht nicht zu verlieren
- zur Fokussierung der Wahrnehmung auf die „malenden" Körperteile können diese jeweils mit der Hand massiert und aktiviert werden

Begegnungen

Schwerpunktbereiche

- allgemeine Beweglichkeit
- Körperwahrnehmung

Material

- Musik

Setting

- Gesamtgruppe, Partner-/Einzelarbeit
- stehen, gehen
- verteilt im Raum

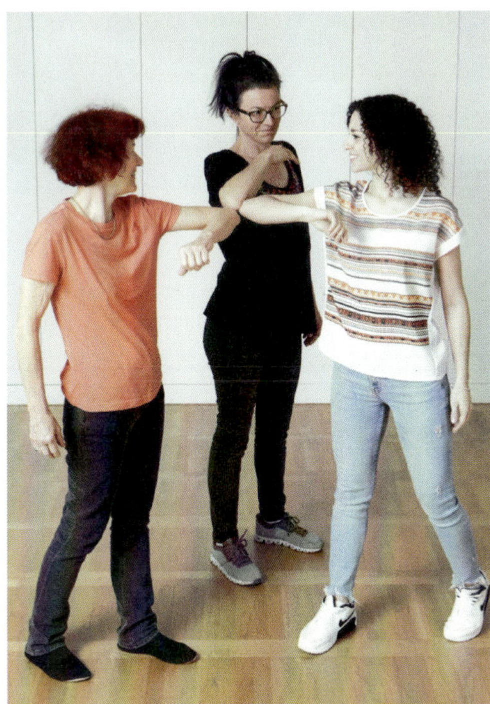

Abb. 6: Begegnungen der Körperteile

Durchführung:

Über Bewegung miteinander in Kontakt zu kommen und Begegnungen einzugehen, steht neben den erwähnten Schwerpunktbereichen im Zentrum.

Allgemeine Beweglichkeit – Körperwahrnehmung

- diese Übung wiederholen, dabei begegnen sich mehrere Körperteile an einem Punkt; die Kursleitung legt jeweils die Gruppengröße fest (z.B. vier, zwei oder sechs) und nennt einen Körperteil (Ellbogen, Unterarm, Hand, Finger) (Abb. 6)
- bleibt eine Personen übrig, nennt sie beim nächsten Leiserwerden der Musik die Anzahl der Personen und den Körperteil
- Ideen der Teilnehmenden einfließen lassen

Variationen

- Zweiergruppe: zwei Hände und ein Ellbogen
- Dreiergruppe: zwei Unterarme, zwei Ellbogen und ein Daumen
- Vierergruppe: zwei Schultern, ein Unterarm und eine Hand
- eine Person hält einen Ball und die anderen berühren den Ball mit den genannten Körperteilen

Methodisch-didaktische Hinweise

- beim Auswählen der Körperteile darauf achten, dass die Teilnehmenden bei den Begegnungen jeweils sicher auf dem Boden stehen
- die Wahl der Körperteile vorher auf ihre Machbarkeit prüfen

Ballons tragen

Schwerpunktbereiche

- allgemeine Beweglichkeit
- Körperwahrnehmung
- Achtsamkeit

Material

- Musik
- Luftballons

Setting

- Gesamt-/Kleingruppe, Partnerarbeit
- stehen, gehen
- verteilt im Raum

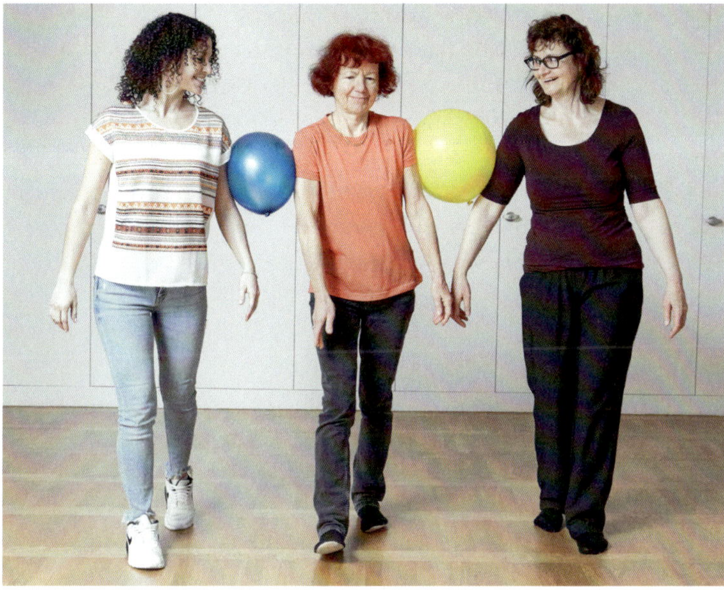

Abb. 7: Gemeinsam einen Ballon mit Oberarmen halten und gehen

Durchführung:
Sich auf sein Gegenüber einstellen und gemeinsam einen Ballon transportieren, unterstützt die gegenseitige Achtsamkeit.

Allgemeine Beweglichkeit

- jede und jeder Teilnehmende geht zur Musik durch den Raum und stößt dabei mit verschiedenen Körperteilen einen Ballon nach oben; wenn die Musik stoppt, finden sich je zwei Teilnehmende zusammen und legen einen der Ballons zur Seite

Körperwahrnehmung – Achtsamkeit

- zu zweit den Ballon zwischen den Unterarmen einklemmen und ihn sorgfältig durch den Raum tragen, sodass er möglichst lange nicht herunterfällt; auf ein Signal hin verabschieden sich die beiden Teilnehmenden voneinander und gehen zur Musik wieder frei durch den Raum
- die Übung wiederholen, jedoch mit anderen Körperteilen und mit einer anderen Person
  - Ballon zwischen den Händen halten
  - Ballon zwischen die Ellbogen klemmen
  - zu dritt zwei Ballons tragen (Abb. 7)

Variationen

- anstelle von Ballons Softbälle verwenden

Methodisch-didaktische Hinweise

- zu Beginn ansprechen, dass es normal ist, wenn der Ballon zu Boden fällt
- abruptes Kopfheben und rückwärtsgehen vermeiden
- darauf achten, dass sich die Teilnehmenden durch die Nähe eines anderen nicht überfordert fühlen

Aktivierung mit dem Seil

Schwerpunktbereiche

- Körperwahrnehmung
- Lockerung
- allgemeine Beweglichkeit

Material

- weiche Seile, ca. zwei Meter lang

Setting

- Gesamtgruppe, Partner-/Einzelarbeit
- sitzen
- Kreisanordnung

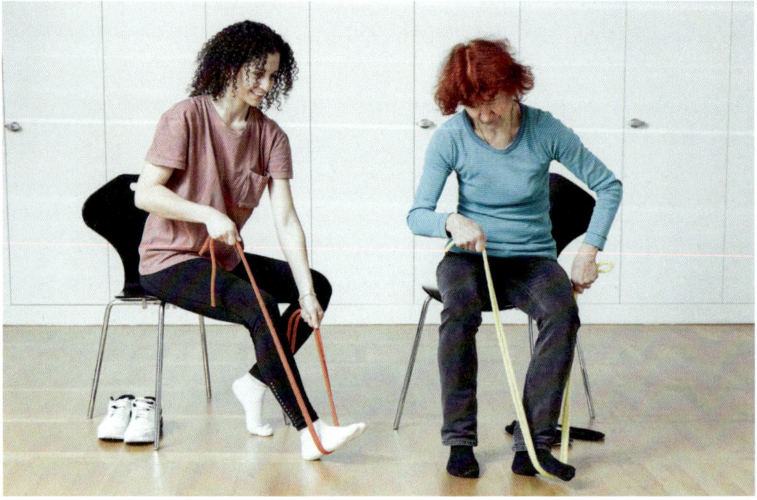

Abb. 8: Fußsohle aktivieren

Durchführung:

Eine Massage mit dem Seil fördert die Durchblutung von Muskeln, Haut, Sehnen und Bindegewebe, lockert Verspannungen und fördert die allgemeine Beweglichkeit. Die Teilnehmenden sitzen und ziehen die Schuhe aus. Jede bzw. jeder hält ein weiches farbiges Seil.

Körperwahrnehmung – Lockerung – allgemeine Beweglichkeit

- das Seil unter die rechte Fußsohle legen, beide Seilenden ungefähr in Kniehöhe festhalten; durch abwechselndes Auf- und Abwärtsbewegen der Arme massiert das Seil die Fußsohle; das Seil bei der Ferse beginnend mehrmals hin- und herziehen, dann zur Mitte der Fußsohle, zum Ballen und schließlich zu den Zehen führen; solange und mit so viel Druck an einer Stelle verweilen, wie es sich angenehm anfühlt (Abb. 8)
- den Fuß weiter nach vorne setzen, das Seil hoch zu den Waden führen und diese auf gleiche Weise aktivieren
- das Seil halbieren und die Oberschenkel auf der Rück- und Vorderseite massieren; den Druck so variieren, dass er als angenehm empfunden wird
- den gleichen Ablauf mit dem linken Fuß und Bein wiederholen
- das Seil an die Rückseite des Körpers legen und mit Hin- und Herbewegungen den Kreuzbereich aktivieren; die Intensität des Drucks und das Tempo individuell anpassen
- das Seil diagonal über die Schulter führen; die rechte Hand greift von oben her ein Seilende, die linke von unten; die Schulterpartie, insbesondere den Bereich zwischen den Schulterblättern, mit dem Seil massieren
- die Seite wechseln, sodass die linke Hand von oben und die rechte von unten das Seil hält, den Ablauf wiederholen

In Partnerarbeit die Arme aktivieren

- eine Person sitzt auf dem Stuhl, die andere steht seitlich daneben; das halbierte Seil zwischen Oberkörper und Oberarm führen
- die Innenseite, anschließend die Außenseite des rechten Oberarms durch kurze Hin- und Herbewegungen des Seiles aktivieren
- denselben Ablauf am Unterarm, Handgelenk sowie der Hand und schließlich am linken Arm durchführen; dabei auf Wünsche des Gegenübers betreffend Druck und Tempo eingehen
- die Partner tauschen die Rollen

Variationen

- Chiffontuch, Rhythmiktuch oder Frottiertuch benutzen
- Augen schließen, um die Körperwahrnehmung zu vertiefen

Methodisch-didaktische Hinweise

- wenn die Schuhe nicht ausgezogen werden können, werden mit den Füßen kleine Vor- und Rückbewegungen am Boden ausgeführt; als Vorstellungshilfe eignet sich eine Fußmatte, auf der vermeintlicher Schmutz von den Schuhsohlen entfernt wird
- bei der Partnerarbeit die Teilnehmenden ermuntern, ihre Wünsche dem Gegenüber mitzuteilen

Ballonmassage

Schwerpunktbereiche

- Körperwahrnehmung
- Achtsamkeit

Material

- große Luftballons oder Bälle in verschiedenen Größen

Setting

- Gesamtgruppe, Partnerarbeit
- sitzen
- Kreisanordnung

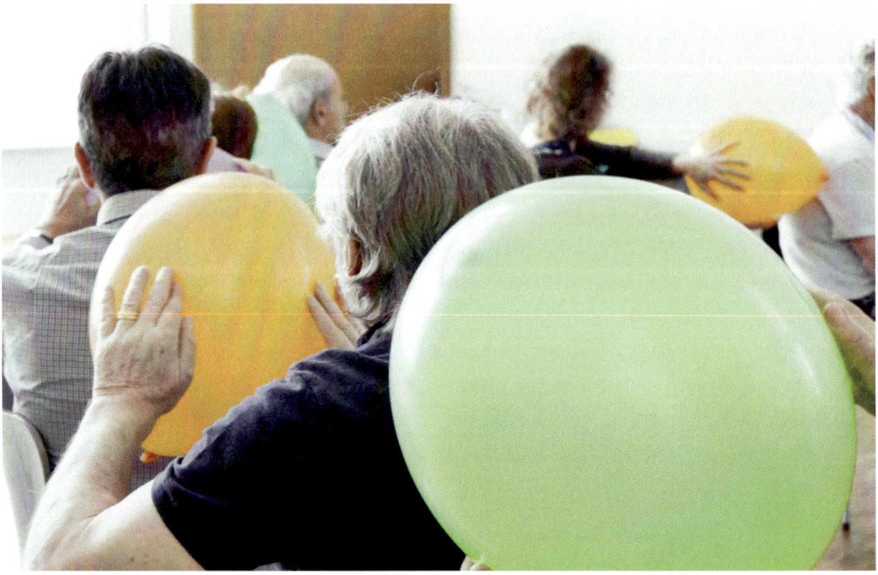

Abb. 9: Ballonmassage

Durchführung:
Das aktive Durchführen und das passive Genießen der Ballonmassage stehen im Zentrum.

Rücken wahrnehmen – Achtsamkeit

- einen engen Stuhlkreis bilden und sich seitlich auf den Stuhl setzen, sodass sich die Rückenlehne rechts befindet und der Rücken der vorderen Person sichtbar sowie mit den Händen berührbar ist
- einen Ballon mit beiden Händen fassen; mit dem Ballon leicht auf den Rücken der vorderen Person klopfen, bis der gesamte Rückenbereich abgeklopft ist; gleichzeitig erfahren die Teilnehmenden, wie ihr eigener Rücken aktiviert wird (Abb. 9)
- die Sitzrichtung ändern, sodass sich die Stuhllehne nun links befindet; die Person, deren Rücken behandelt wird, darf wünschen, welche Bereiche des Rückens abgeklopft werden sollen; nach dem Abklopfen den Rücken der vor einem sitzenden Person mit beiden Händen von oben nach unten ausstreichen ohne Ballon, da dieser sich durch die Reibung statisch auflädt
- in Partnerarbeit dieselbe Übung ausführen, indem die behandelte Person die Augen schließt und ihre Wahrnehmung auf den Rücken richtet
- die Rollen wechseln und denselben Ablauf wiederholen

Variationen

- Bälle anstelle von Ballons verwenden; die Teilnehmenden können die Größe der Bälle selber auswählen
- mit dem Ball langsam, in kleinen kreisenden Bewegungen, den Rücken der anderen Person massieren
- unterschiedlich viel Druck einsetzen, immer in Absprache mit der zu behandelnden Person
- die Rollen wechseln
- es können verschiedene Bälle ausprobiert werden

Methodisch-didaktische Hinweise

- sobald die Leitung bei einer Person schnelles Atmen oder Verkrampfungen im Oberkörper beobachtet, fragt sie nach, ob die Massage als unangenehm empfunden wird
- darauf hinweisen, dass jede und jeder das Recht hat, bei einer Übungssequenz zu pausieren

Fingerbeweglichkeit

Schwerpunktbereiche

- Körperwahrnehmung
- visuomotorische Koordination
- Fingerbeweglichkeit
- Kraftdosierung

Material

- Tennisbälle

Setting

- Gesamtgruppe, Partner-/Einzelarbeit
- sitzen
- Kreisanordnung
- am Tisch (falls vorhanden)

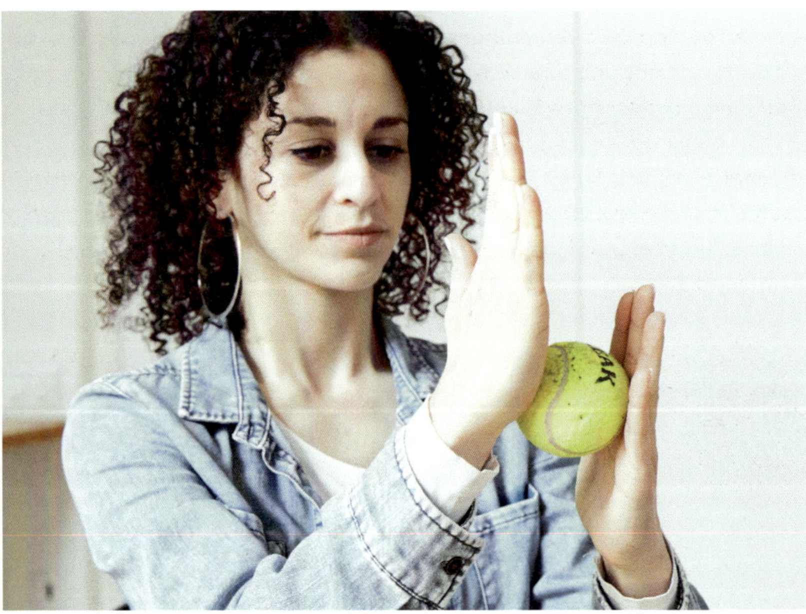

Abb. 10: Tennisball zwischen den Händen halten

Durchführung:

Finger- und Handgeschicklichkeit sind wichtige Voraussetzungen im Alltag, z. B. um Knöpfe zu schließen, mit dem Reißverschluss umzugehen oder den Schlüssel ins Schloss zu stecken. Die Kraftdosierung spielt da eine wichtige Rolle.

Hände wahrnehmen

- Tennisball in eine Hand nehmen und die andere Hand gründlich von allen Seiten massieren
- dieselbe Übung mit der anderen Hand ausführen
- den Tennisball zwischen beiden Handinnenflächen halten, die Finger sind nach oben ausgestreckt. Die Hände alternierend hoch und runter bewegen, der Druck auf den Tennisball bleibt dabei stabil (Abb. 10); diesen Ablauf mehrmals wiederholen, auch in verschiedenen Tempi

Fingerbeweglichkeit – visuomotorische Koordination

- Tennisball weglegen und die Finger tanzen lassen
- die Finger öffnen und schließen und unterschiedliche Kombinationen von Fingerbewegungen ausprobieren
- die Spitzen des rechten Zeigfingers und Daumens berühren sich dreimal; anschließend in derselben Art je dreimal Mittel-, Ring- und kleinen Finger an den Daumen tippen (Daumengruß)
- beim kleinen Finger beginnen und beim Zeigefinger enden
- die Anzahl der Berührungen verringern: zweimal, dann einmal
- dieselbe Übung mit den Fingern der linken Hand ausführen
- den „Daumengruß“ mit beiden Hände gleichzeitig durchführen
- den Tennisball auf die linke Handinnenseite legen, die Finger bleiben gestreckt; mit den Fingern der rechten Hand (Zeige-, Mittel-, Ring- und kleinem Finger) den „Daumengruß“ ausführen, dabei darauf achten, dass der Tennisball ruhig auf der flachen linken Hand liegen bleibt; dann die Hand wechseln

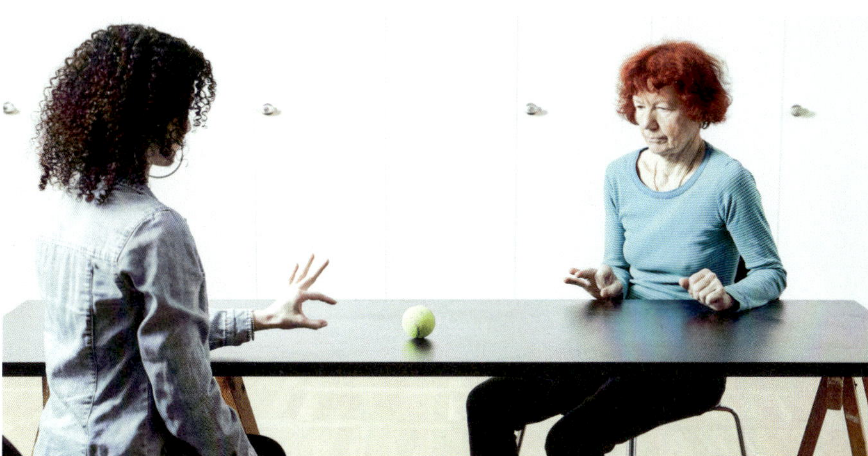

Abb. 11: Fingerschnippen mit Tennisball

Spannungsaufbau – Kraftdosierung

- den rechten Zeigefinger aufrecht auf das vordere Daumenglied stellen und ihn anschließend nach vorn schnellen lassen (Schnippbewegung); Zeigefinger und Daumen strecken sich dabei
- dieselbe Schnippbewegung mit Mittel-, Ring- und kleinem Finger ausführen
- denselben Ablauf mit den Fingern der linken Hand durchführen
- zu zweit an einem Tisch sitzen und sich den Tennisball zuschnippen (Abb. 11)

Variationen

- anstelle von Tennisbällen einen kleinen Schaumstoffball oder einen Luftballon verwenden

Methodisch-didaktische Hinweise

- die Teilnehmenden führen die Übungen so aus, wie es für sie möglich ist
- die Kursleitung weist darauf hin, dass es ganz normal ist, dass der Tennisball auch mal wegrollt

Mittelpunkt sein

Schwerpunktbereiche

- Körperwahrnehmung
- visuomotorische Koordination

Material

- Schwungtuch
- Stuhl

Setting

- Gesamtgruppe
- sitzen
- Kreisanordnung

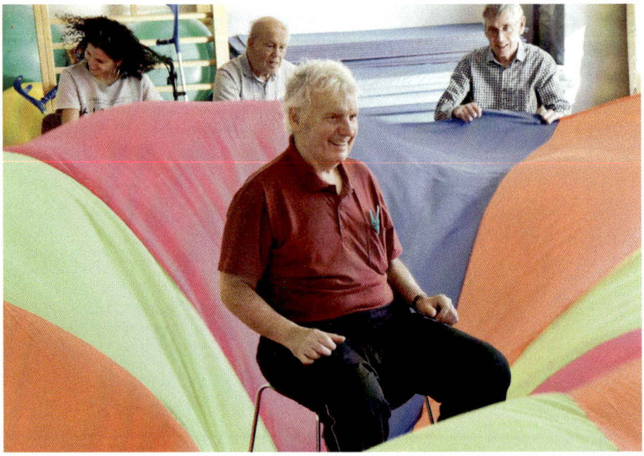

Abb. 12:
Mittelpunkt sein

Durchführung:

Sich exponieren erfordert Mut. Dies lässt sich im geschützten Rahmen des Kurses ausprobieren.

- alle Teilnehmenden sitzen im Kreis, halten gemeinsam das Schwungtuch und koordinieren die Bewegungen
- die Arme leicht auf und ab bewegen, sodass das Schwungtuch Wellen macht
- die Auf- und Abwärtsbewegungen allmählich vergrößern und dann wieder verkleinern

Körperwahrnehmung

Einen Stuhl in die Mitte des Kreises auf das Schwungtuch stellen; eine Teilnehmerin bzw. ein Teilnehmer nimmt auf dem Stuhl Platz (Abb. 12); er bzw. sie schließt die Augen und lässt sich vom „Wind" verwöhnen

Visuomotorische Koordination

- die anderen Teilnehmenden bewegen das Schwungtuch mit großen Armbewegungen auf und ab, sodass die Person in der Mitte den „Wind" wahrnimmt (Kapitel 6.2)
- die Teilnehmenden verständigen sich mit Gesten, woher der „Wind" kommen soll und bewegen wieder kräftig das Schwungtuch; die Person in der Mitte zeigt mit der Hand in die Richtung, aus der sie den Luftstrom wahrnimmt

Variationen

- die Person in der Mitte sitzt unter dem Schwungtuch

Methodisch-didaktische Hinweise

- alle Übungen sind freiwillig, diese im Speziellen, da sich nicht alle Menschen gerne exponieren

7.2 Ideen für Stimmübungen

Die Stimme ist der Träger des Gesprochenen. Ist sie zu leise – wie das bei Menschen mit Morbus Parkinson häufig der Fall ist – leidet der kommunikative Austausch. Sind zusätzlich die Artikulation und die Prosodie betroffen, sinkt die Verständlichkeit weiter. In den beschriebenen Übungssequenzen werden die Voraussetzungen für eine gut verständliche, von der Stimme getragene Sprechweise geschaffen.

Atmung als Basis des Sprechens

Schwerpunktbereiche

- Atmung
- Sprechatmung

Material

- keines

Setting

- Gesamtgruppe/Partnerarbeit
- Kleingruppen
- sitzen, stehen
- Kreisanordnung

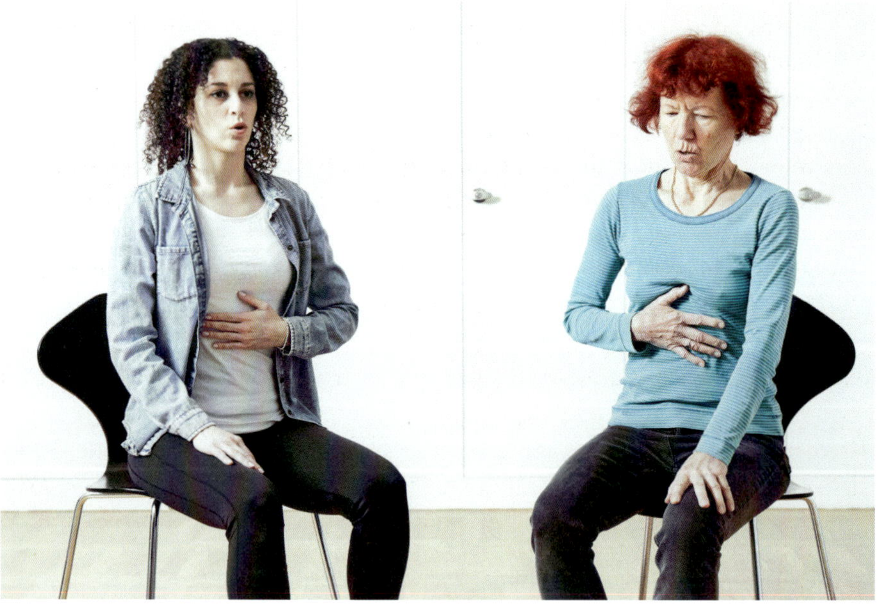

Abb. 13: Auf Ausatmung /tsch/ sprechen

Durchführung:

Die Atmung hat Einfluss auf die Stimme. Eine tiefe Atmung (bis in den Bauch) ist Voraussetzung für eine tragende und kräftige Stimme.

Atmung

- die eigene Atmung beobachten ohne zu werten: Ist sie schnell oder ruhig?, Wo wird sie wahrgenommen?, In der Nase?, In der Brust?, Im Bauch oder im Rücken?; den Atem im eigenen Rhythmus ein- und ausströmen lassen
- es wird das Bild eines Baumes gewählt, der sich im Wind bewegt; der Baum ist fest (Boden oder Sitzfläche) verwurzelt und der Kopf wie eine Baumkrone aufgerichtet; die Teilnehmenden bewegen sich im eigenen Atemrhythmus ganz leicht wie Bäume im Wind
- kurzer Austausch in Kleingruppen hinsichtlich Veränderungen der Atmung während und nach der Übungssequenz

Sprechatmung

- der Oberkörper wird mit Luft gefüllt, einen kurzen Moment halten und den mit Luft gefüllten Raum wahrnehmen; dann auf /sch______/ oder /sch/–/sch/–/sch/–/sch/ ausatmen, die Luft danach wieder einströmen lassen; diese Übung fünfmal wiederholen, anschließend einen Moment die Wahrnehmung auf die Atmung richten
- den Atem fließen lassen und mit der Ausatmung viermal /tsch/–/tsch/–/tsch/–/tsch/ sprechen (Abb. 13)
- mehrmals schnell „Stopp! Stopp! Stopp!“ oder „Halt! Halt! Halt!“ sprechen und diese Wörter im Kreis „weitergeben“; die Hand auf die Gegend des Zwerchfells legen und die Aktivität spüren
- alle zusammen sprechen mehrmals schnell /ho-ho-hopp!/, /he-he-hepp!/ oder /hi-hi-hipp!/, dabei kann auch die Tonhöhe verändert werden

Weitere Sprechatmungsübungen befinden sich in Kapitel 6.2. und in Kapitel 7.3

Varianten

- in die Übung des Baumes, der sich im Winde wiegt, kann die Bewegung des Kopfes einbezogen werde, d.h. beim Nach-vorne-Wiegen wird der Kopf etwas gesenkt und beim Nach-Hinten wieder aufgerichtet

Methodisch-didaktische Hinweise

- bei Atemübungen ist es wichtig, dass jede und jeder auf seinen eigenen Rhythmus achtet
- Atemübungen brauchen genügend Zeit
- immer wieder Pausen einlegen (z.B. sich strecken)
- Atemübungen mit geschlossenen Augen ausführen, um so die Wahrnehmung noch stärker auf die Atmung zu lenken

Blubbern unterstützt die Stimme

Schwerpunktbereiche

- Atmung
- Sprechatmung
- Stimmlockerung
- Stimmklang/Resonanz

Material

- kleine Glas- oder PET-Flasche (0,5 l)
- Silikonschlauch (35 cm Länge, 1 cm Durchmesser, 2 mm Wanddicke) (Abb. 14)

Setting

- Gesamt-, Kleingruppe
- sitzen
- Kreisanordnung

Vorbereitung:

Diese Übung ist eine bewährte Methode aus der Stimmtherapie, die u. a. von Berufssprecherinnen und -sprechern, Schauspielerinnen und Schauspielern sowie Chorsängerinnen und Chorsängern benutzt wird. Sie wurde von der finnischen Logopädin und Stimmexpertin Marketta Sihvo entwickelte und ist eine einfache und effektive Stimmübung.

- die Flasche ca. vier Finger breit mit Wasser füllen
- mit einer Hand die Flasche halten, ein Schlauchende ca. ein bis zwei Zentimeter tief ins Wasser eintauchen und mit der anderen Hand halten, sodass die Eintauchhöhe gleich bleibt; das andere Ende des Schlauches in den Mund auf die lockere Zunge legen und leicht mit den Lippen umschließen; der Kopf ist aufgerichtet und der Blick geht nach vorne
- während der Übung durch die Nase einatmen und durch den Mund bzw. den Schlauch ausatmen

Durchführung:

Zu Beginn des Übens darauf hinweisen, dass die Teilnehmenden nach eigenem Bedürfnis die Flasche immer wieder abstellen und eine kurze Pause einlegen dürfen.

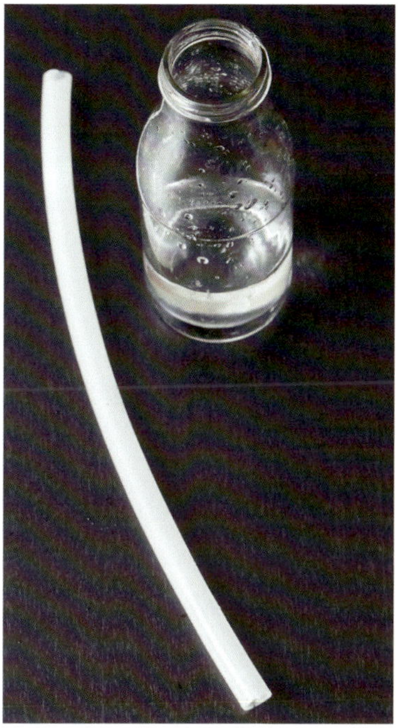

Abb. 14: Material für Lax Vox

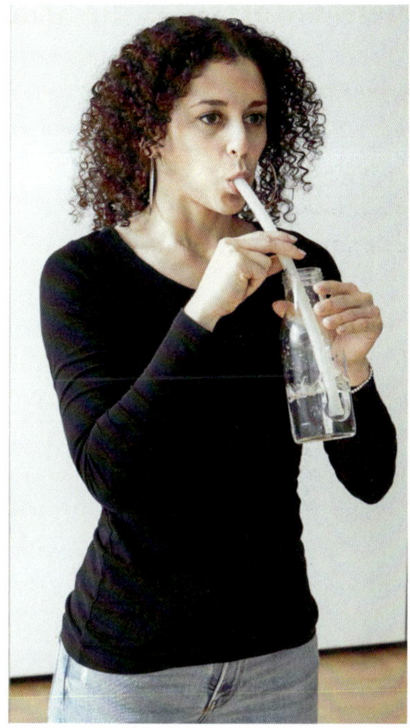

Abb. 15: Übung Lax Vox

Atmung

- mehrmals leicht ausatmen, wie wenn eine Glasscheibe behaucht wird und dabei das Wasser leicht zum Blubbern bringen, das Wasser soll nicht aus der Flasche herausspritzen
- das Blubbern ausprobieren, bis es bei allen gut funktioniert

Sprechatmung – Stimmklang/Resonanz – Stimmlockerung

- beim Blasen in die Flasche die Stimme dazu nehmen und mehrmals ein kurzes, nicht zu lautes, weiches /u/ in den Schlauch sprechen (Abb. 15)
- wiederholt ein längeres klangvolles, immer noch leises /u______/ in den Schlauch phonieren
- mehrmals im Wechsel mal ein kurzes, mal ein langes /u/ in den Schlauch sprechen: /u/-/u______/-/u/-/u______/
- als Nächstes ein klangvolles /o/ in den Schlauch klingen lassen und dabei die Stimme durch den Stimmumfang nach oben und unten gleiten lassen
- die Übung so variieren, dass während des Übens der Schlauch aus dem Mund genommen wird, aber die Laute /o/ oder /u/ weiter gesummt werden; den Unterschied wahrnehmen: Wie fühlt es sich an, wie klingt es jetzt?

- Frage- und Antwortspiel: es wird weiterhin in den Schlauch phoniert, nun wird reihum im Kreis eine kurze Kommunikation ohne Worte geführt, indem die erste Person der bzw. dem Teilnehmenden auf ihrer rechten Seite eine „Frage stellt"; der bzw. die antwortet darauf und stellt dann selbst der Person rechts eine neue Frage
- kurz in den Schlauch /u/ oder /o/ summen; den Schlauch aus dem Mund nehmen und der Nachbarin bzw. dem Nachbarn eine kurze Frage stellen, z.B. Wie geht es dir?, Wo wohnst du?, Was ist deine Leibspeise?; die Person antwortet, indem sie kurz ein /u/ oder /o/ in die Flasche summt und dann die Antwort ohne Schlauch spricht

Stimmklang/Resonanz

- jetzt mit lockerer Stimme eine bekannte oder eine freie Melodie in den Schlauch singen; weil alle Kursteilnehmenden gleichzeitig summen, gibt es eine Mischung aus verschiedenen Tönen und Klängen; es dürfen auch Misstöne entstehen

Varianten

- jede dieser Übungen eignet sich zum freien Improvisieren, indem individuelle Rhythmen und Tonhöhen gewählt werden
- wie eine Sirene /o/ ohne Anstrengung in den Schlauch phonieren
- in verschiedenen Kleingruppen ein Lied nach eigener Wahl vorbereiten und anschließend den anderen Teilnehmenden vortragen, zuerst mit Schlauch und der Flasche, dann ohne

Methodisch-didaktische Hinweise

- Pausen sind sehr wichtig: Immer wieder erwähnen, dass individuelle Pausen gemacht werden sollen
- darauf hinweisen, dass der Kiefer, die Lippen, die Wangen und die Zunge locker sind und der Kopf aufgerichtet ist
- in der Regel den Schlauch ca. einen Zentimeter tief ins Wasser stellen; je tiefer er ins Wasser ragt, desto höher ist der Wasserwiderstand
- die Stimmübungen werden in einer angenehmen Stimmlage ausgeführt, es braucht keinen Wohlklang in der Gruppe, sondern es dürfen Dissonanzen entstehen

Klang der Stimme

Schwerpunktbereiche

- Lockerung
- Stimmklang/Resonanz

Material

- keines

Setting

- Gesamtgruppe/ Partnerarbeit
- sitzen, stehen, gehen
- Kreisanordnung
- verteilt im Raum

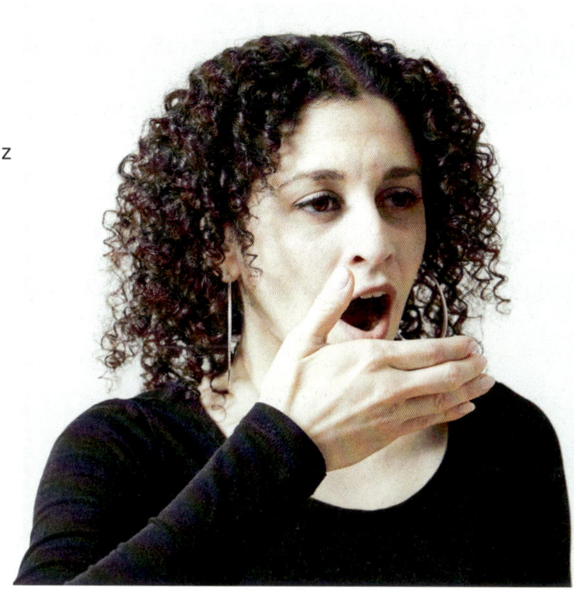

Abb. 16: Höfliches Gähnen

Durchführung:

Eine Voraussetzung für den Klang der Stimme ist eine Öffnung im Kehlkopf-Rachenbereich, diese kann über Gähnen, Seufzen und Kaubewegungen erreicht werden.

Lockerung

- in der Vorstellung eine Kugel im Mund haben, die sich sowohl hin und her als auch vor und zurück rollt; die Lippen liegen dabei locker aufeinander, sodass sie sich gerade noch berühren
- herzhaft ohne Ton gähnen (Abb. 16), zuerst mit geöffnetem, dann mit geschlossenem Mund
- bewusste genussvolle Kaubewegungen ohne Ton ausführen, hier die Vorstellung eines feinen Essens zu Hilfe nehmen

Stimmklang

- gähnen und sich dabei genussvoll räkeln und seufzen oder einen weichen leisen Ton entstehen lassen
- gähnend /a______/, /o______/ oder /u______/ ertönen lassen
- bei der Einatmung über die linke Schulter nach hinten schauen, dann in die Mitte zurück mit leisem Seufzton, anschließend die Übung auf der rechten Seite ausführen, diese Schritte mehrmals wiederholen

Stimmklang/Resonanz – Lockerung

- einige Kaubewegungen zuerst ohne Ton, dann mit einem leisen /mnjam/-/mnjam/–/mnjam/ oder auch mit /mnjom/ oder /mnjum/ begleiten
- den Kiefer langsam und bewusst öffnen und schließen und dazu /a______/ phonieren; dabei den Unterschied des Klanges bei geöffnetem und geschlossenem Kiefer wahrnehmen
- aufstehen, im Raum umhergehen und dabei /momomom/, /mamamam/ oder /ding/-/dong/-/ding/-/dong/ und /gong/-/gang/ mit viel Klang sprechen und in der Gruppe so einen Klangraum entstehen lassen
- im Raum umhergehen und auf ein Signal einen kurzen Small Talk (z.B. zum Thema Wetter) mit der Person führen, auf die man gerade trifft; dabei auf eine klangvolle Stimme achten

Varianten

- es können weitere Silben mit Klingern z.B. /nom/, /lang/, /bong/ verwendet werden
- beim Herumgehen eine bekannte Melodie klangvoll auf /mom/ singen

Methodisch-didaktische Hinweise

- Gähnen hilft Raum in der Kehle zu schaffen, lockert Spannungen und dadurch wird die Stimme klangvoller
- die Kursleitung macht die Übungen vor, anschließend führen die Teilnehmenden diese in ihrem eigenen Tempo aus
- wenn eine Übung im Gehen für Kursteilnehmende zu herausfordernd ist, kann sie auch im Stehen oder Sitzen ausgeführt werden

Laute Stimme

Schwerpunktbereiche

- Lautstärke

Material

- Ball

Setting

- Gesamtgruppe/Partnerarbeit
- sitzen, stehen
- Kreisanordnung
- verteilt im Raum

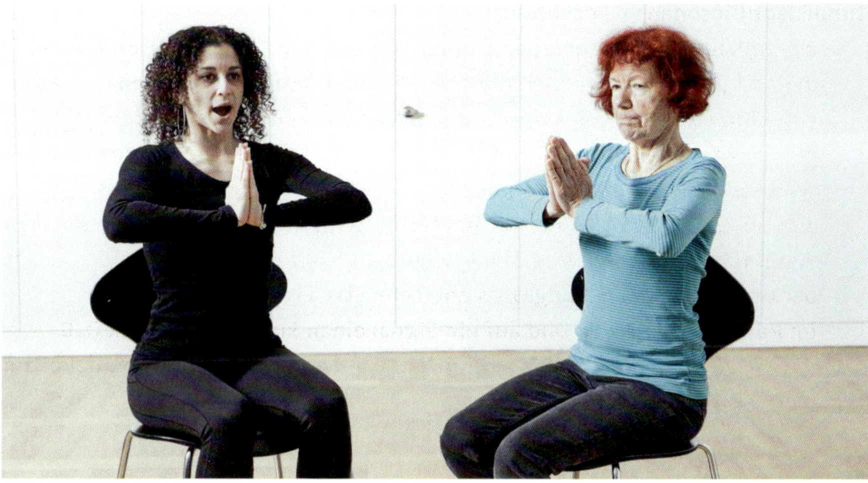

Abb. 17: Handflächen vor der Brust zusammendrücken

Durchführung:
Das Training einer lauten Stimme kann durch gezielte Bewegungen unterstützt werden. Es ist wichtig zwischen den Übungen immer wieder Pausen einzulegen, damit die Stimme nicht zu stark belastet wird. Gähnen, sich strecken und räkeln sowie Mund- und Zungenbewegungen eignen sich gut zur Lockerung des Kehlkopf-, Rachen- und Mundbereiches.

Lautstärke

- alle rufen gleichzeitig fünfmal mit lauter Stimme /po/ oder /pa/ und pressen gleichzeitig die Handflächen kurz und fest vor der Brust zusammen (Abb. 17)
- jede bzw. jeder Teilnehmende ruft einmal möglichst schnell und laut /po/ oder /pa/, diese Ausrufe rasch im Kreis rundum gehen lassen
- einen Ball halten und fünfmal mit lockerer Stimme laut /pop/ oder /top/ rufen, dazu mit beiden Händen leicht auf den Ball drücken und den Druck wieder lösen
- einen Ball im Kreis umhergeben; jede bzw. jeder Einzelne spricht ein /po/ zuerst mit einer leisen, dann mit einer mittleren und zuletzt in einer lauten Stimme; dabei auf den Ball drücken
- die beiden Hände seitlich neben den Mund legen und einen Trichter bilden (Abb. 18) und reihum den anderen laut „Hallo!“, „Komm!“, „Komm **her**!“, „Pass **auf**!“, „Lass **los**!“ oder „Schau **her**!“ zurufen
- Partnerarbeit: einen Small Talk (z.B. zum Wetter) verteilt im Raum über eine gewisse Distanz führen

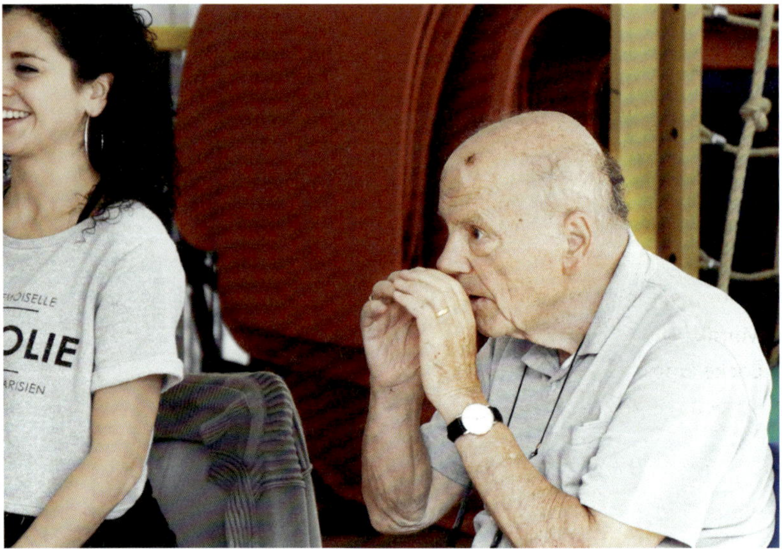

Abb. 18: Rufen

Varianten

- das Tempo beim Rufen ändern, langsamer oder schneller
- als Alternative zum Zusammendrücken der Hände vor der Brust, können die Hände auch seitlich auf die Stuhlkante gedrückt werden (Abb. 19)

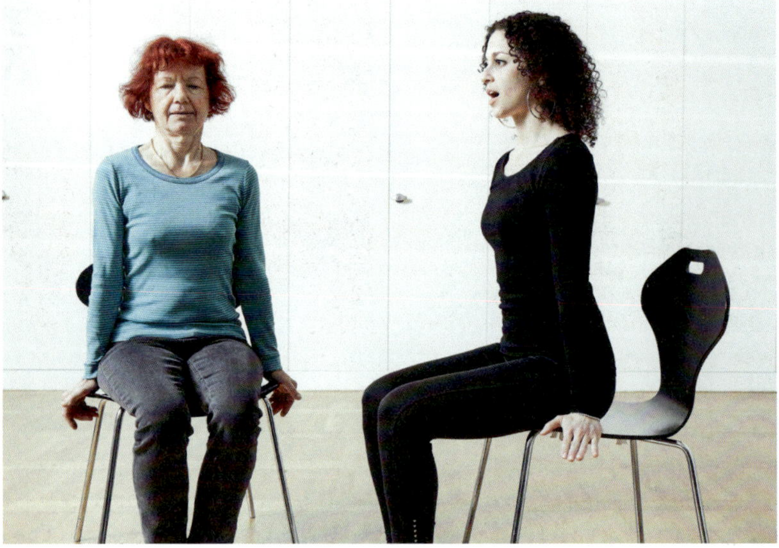

Abb. 19: Hände seitlich auf Stuhlkante drücken

Methodisch-didaktische Hinweise

- das /p/ bei /po/ wird nicht behaucht, d.h. ohne /h/ gesprochen
- zur Unterstützung der Lautstärke an etwas denken, das wütend macht und ein entsprechendes Vokabular benutzen

Lockerung unterstützt Kommunikation

Schwerpunktbereiche

- Mimik
- Lockerung
- Sprechmotorik/Kieferöffnung

Material

- keines

Setting

- Gesamt-/Kleingruppe
- sitzen
- Kreisanordnung

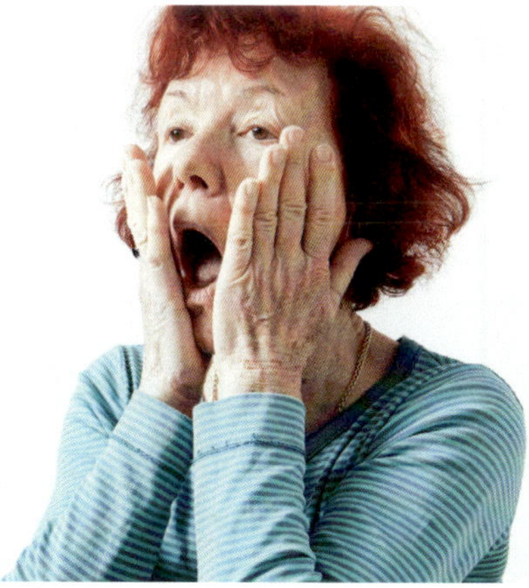

Abb. 20: Gesicht abstreichen

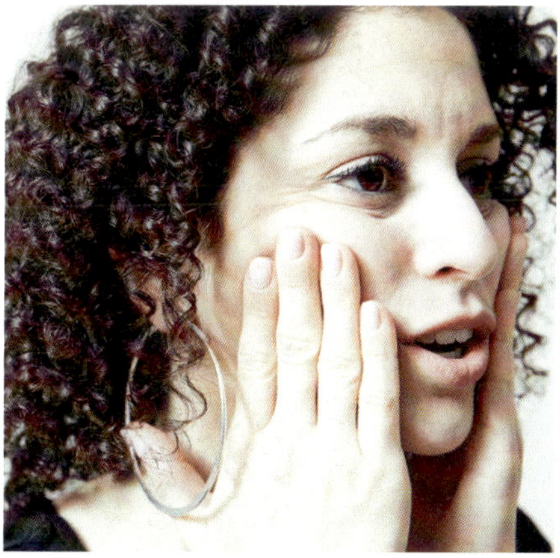

Abb. 21: Gesichtsmassage

Durchführung:

Die Mimik unterstützt den kommunikativen Austausch. Dem mimischen Ausdruck können wir entnehmen, ob eine Person traurig, wütend oder fröhlich ist. Hierzu gibt es vielfältige Übungsmöglichkeiten. Bereits eine Massage kann das Gesicht aktivieren.

Lockerung – Mimik – Sprechmotorik/Kieferöffnung

- das Gesicht mit beiden Händen von der Stirne bis zum Kinn mit Kreisbewegungen leicht massieren oder abklopfen (Abb. 21)
- das Gesicht mehrmals seitlich abstreichen (Abb. 20)
- beide Hände aneinander reiben bis sie warm sind, dann die Hände auf das Gesicht legen und die Wärme wahrnehmen
- folgende Übungen werden jeweils fünfmal ausgeführt:
  - die Stirn stark runzeln und wieder loslassen
  - die Augenbrauen mehrmals anheben und wieder senken
  - die Augen fest schließen und wieder öffnen
  - beide Wangen aufblasen und mit einzelnen Fingern leicht beklopfen
  - den Kopf senken und den Mundbereich locker öffnen; den Kopf schnell hin- und herbewegen, sodass der Lippen-/Wangenbereich locker hin- und herschwingt; dazu einen leichten Ton entstehen lassen
- jeder Kursteilnehmende schneidet eine Grimasse und die anderen ahmen diese nach (Abb. 22)

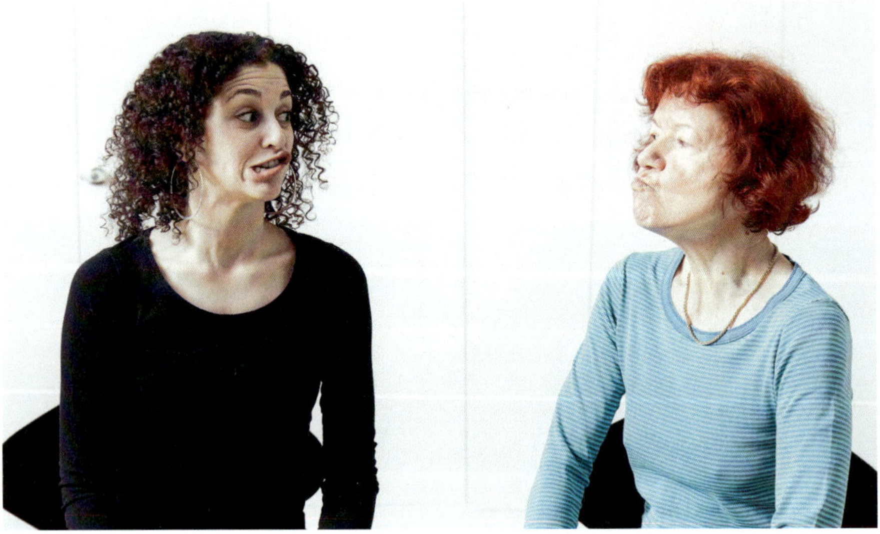

Abb. 22: Grimassen schneiden

- die Hände seitlich ans Gesicht halten; den Unterkiefer senken und mehrmals von rechts nach links bewegen; den Kontakt mit den Händen wahrnehmen
- mit dem Unterkiefer rotierende Bewegungen ausführen
- Kaubewegungen ausführen und dazu mit den Händen die Bewegungen des Kiefergelenks spüren
- die Oberlippe über Unterlippe ziehen und umgekehrt

- beide Lippen einziehen, mit einem Knall öffnen
- den Mundraum mit der Zunge erkunden: Zähne, Gaumen, Wangentaschen, Raum zwischen den Vorderzähnen und den geschlossenen Lippen
- die Zunge kreist langsam bei geschlossenen Lippen an den oberen und unteren Vorderzähnen innen entlang, die Bewegung in beide Richtungen ausführen
- rasch die Zunge aus dem Mund heraus und wieder hinein bewegen, dazu mehrmals schnell /l/ erklingen lassen
- die Zunge so weit wie möglich hinausstrecken, zuerst zum Kinn und dann zur Nase, anschließend im Wechsel von unten nach oben bewegen

Varianten

- die Mimik kann über Vorstellungsbilder aktiviert werden, z.B. in eine saure Zitrone beißen

Methodisch-didaktische Hinweise

- die Kursteilnehmenden können sich selber Varianten von Grimassen ausdenken und den anderen Teilnehmenden vormachen, hierzu eignet sich eine Kleingruppe besonders gut

Wechselbewegungen

Schwerpunktbereiche

- Koordination
- Sprechmotorik
- Artikulation

Material

- Flipchart mit den Vokal- oder Silbenreihen

Setting

- Gesamtgruppe
- sitzen
- Kreisanordnung

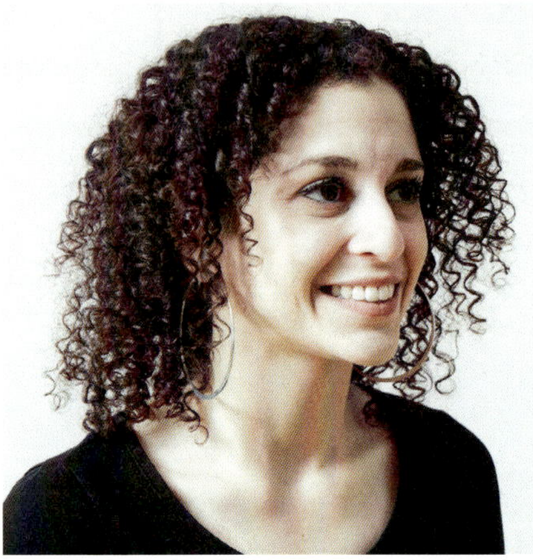

Abb. 23: Mundbewegung /i/

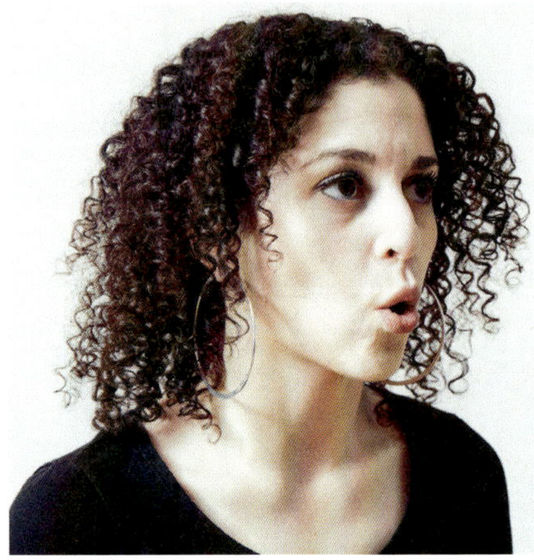

Abb. 24: Mundbewegung /u/

Durchführung:

Beim Sprechen finden rasche, aufeinander abgestimmte Bewegungen des Kehlkopfes, der Lippen, der Zunge, des Kiefers und des Gaumensegels statt. Der Ort, die Form, die Art und der Ablauf der Bewegungen der Artikulationsorgane ändert sich fortwährend. In dieser Sequenz geht es um das Training schneller Wechselbewegungen als Vorbereitung für eine präzise Artikulation.

Koordination – Sprechmotorik – Artikulation

- mehrmals die gleiche Silbe /bla-bla-bla-bla/ sprechen, Varianten sind z.B. /bli-bli-bli-bli/ (Abb. 23) oder /blo-blo-blo-blo/ (Abb. 24)
- die Silbenreihen /bla-ble-bli-blo-blu/, /da-de-di-do-du/ oder /ga-ge-gi-go-gu/ rasch im Wechsel sprechen
- mehrmals ein Wort, z.B. Paprika, /paprika-paprika-paprika/ oder Papagei so schnell als möglich sprechen
- mehrmals Minimalpaare wie Tante-Tinte, lange-bange oder rauben-klauben sprechen
- jede Person gibt ein Wort vor, das alle nacheinander im Kreis rundum sehr deutlich sprechen

Varianten

- die Übungen können auch mit lauter Stimme oder verschiedenen Betonungen durchgeführt werden

Methodisch-didaktische Hinweise

- bei der Ausführung nur so schnell sprechen, dass eine deutliche Aussprache noch möglich ist
- langsam beginnen und das Tempo der Wechselbewegungen allmählich steigern
- es geht um die Wechselbewegung, aber es darf auch etwas unkontrolliert und dadurch lustig werden

Deutliches Sprechen

Schwerpunktbereiche

- Artikulation

Material

- Kärtchen mit Wörtern, Texten oder Gedichten
- Spatel, Korken

Setting

- Gesamt-/Kleingruppe, Einzelarbeit
- sitzen
- Kreisanordnung
- verteilt im Raum

Durchführung:

In dieser Übungsserie soll die **Artikulation**, d.h. die Deutlichkeit des Sprechens auf eine spielerische Weise erarbeitet werden.

Silben

- Silbenreihen in einem regelmäßigen Rhythmus sprechen und dazu mit der rechten und linken Hand leicht auf die Oberschenkel klopfen, dabei auf die Anfangs- und/oder die Endlaute achten, z.B.
  - /map-mep-mip-mop-mup/
  - /nat-net-nit-not-nut/
  - /gack-geck-gick-gock-guck/

Wörter

- die Kursleitung gibt ein Wortende vor und jede bzw. jeder Kursteilnehmende ergänzt reihum den Anfangslaut mit einem anderen Konsonanten oder einem anderen Vokal; die nächste Person spricht das Wort nach; das ergänzte Wort muss keinen Sinn ergeben

TIPP

Wörter variieren

Vorgabe der Kursleitung: /_ein/
- Person A: ein-Bein
- Person B: Bein-sein
- Person C: sein-rein
- Person D: rein-gein
- Person E: gein-fein

Vorgabe der Kursleitung: /_cker/
Person A: Acker-Ecker
Person B: Ecker-lecker
Person C: lecker-Ucker
Person D: Ucker-Ocker
Person E: Ocker-Äcker

- jede und jeder Teilnehmende erhält eine Karte mit einem Wort mit Konsonantenhäufungen, das sie bzw. er laut und deutlich vorliest; die anderen Teilnehmenden sprechen es nach

Konsonantenhäufungen
Beispiele: *Kapazität, Spazierstock, Spritzsack, Lastschiff, Buntspecht, Krokodil, Kunststück, Gaststätte, Zeitspanne, Hitzschlag, Holzstoß, Kurzstrecke, Wettstreit, Maßstab, Löschzug, Klatschpresse, Streichhölzer*

Kurze Sätze
- jede und jeder Kursteilnehmende übt einen Stabreim oder eine Redewendung mit überdeutlicher Artikulation und trägt dies in der Kleingruppe oder in der Gesamtgruppe vor

Stabreime
- *Kinder knacken Kirschkerne*
- *Rote runde Rollen rollen*
- *Fliegende Fische fliegen*
- *Schwere Schaufeln schaufeln*

Redewendungen
- *Angst und Bange*
- *Wind und Wetter*
- *Schwarz und weiß*
- *Kreuz und Quer*

Schnellsprechverse

- einzelne Schnellsprechverse in Kleingruppen erarbeiten, indem zuerst einzelne Wörter zunächst langsam, dann immer schneller gesprochen werden
- dann den ganzen Sprechvers in einem angemessenen Tempo sprechen, damit ihn alle ohne Sprechfehler vortragen können

Schnellsprechverse

Zwischen zwei Felsen zischen zwei Schlangen.
Kreischende Krähen knabbern im kalten Winter Kerne und Körner.
Der Potsdamer Postkutscher putzt den Potsdamer Postkutschenkasten.

Zitate

- Zitate von bekannten Autoren in der Kleingruppe erarbeiten, indem überdeutlich artikuliert wird
- anschließend den anderen Kursteilnehmenden vortragen

Zitate

Erich Kästner: Es gibt nichts Gutes, außer man tut es.
Wilhelm Busch: Der Beste muss mitunter lügen. Zuweilen tut er's mit Vergnügen.
Konfuzius: Es ist nicht von Bedeutung, wie langsam du gehst, solange du nicht stehenbleibst.

Gedichte zur Verbesserung der Artikulation

- Gedichte in der Kleingruppe erarbeiten, indem die Teilnehmenden einen Spatel, einen Bleistift oder einen Korkzapfen in den Mund stecken und das Gedicht mit dieser Einschränkung sprechen
- anschließend das Gedicht ohne diese Erschwernis nochmals vortragen

Auszug aus dem Gedicht „Pinguine"

Auch die Pinguine ratschen, tratschen,
Klatschen, patschen, watscheln, latschen,
Tuscheln, kuscheln, tauchen, fauchen,
Herdenweise, grüppchenweise
Mit Gevattern,
Pladdern, schnattern
Laut und leise.
Joachim Ringelnatz (2014)

Varianten

- diese Übungen dienen als Anregung. Es kann eigenes Übungsmaterial verwendet werden, z.B. Wortlisten, Schnellsprechverse, Redewendungen, Aphorismen, Texte, Gedichte oder Liedstrophen, die für die Kursteilnehmenden bedeutsam sind

Methodisch-didaktische Hinweise

- das Sprechtempo den Möglichkeiten der Gruppe anpassen, im Vordergrund steht eine präzise Artikulation
- Vorstellungshilfe: sprechen wie eine Radiomoderatorin oder ein Fernsehmoderator

Singend klingen

Schwerpunktbereiche

- Stimmklang/Resonanz

Material

- keines

Setting

- Großgruppe
- sitzen
- Kreisordnung

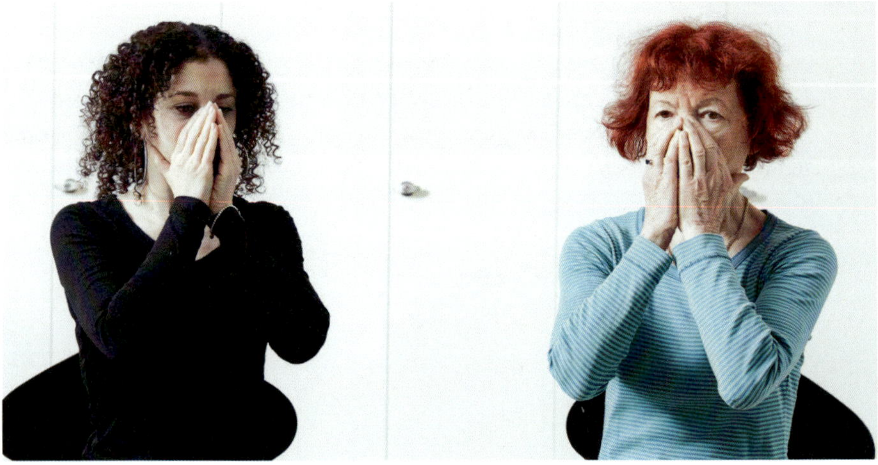

Abb. 25: In die Hände summen

Durchführung

- /bdu/ mehrmals artikulieren, wie feine Regentropfen, die leicht an eine Scheibe prallen, Tonhöhe variieren
- Brustresonanz: leicht mit beiden Fäusten auf den oberen Brustbereich klopfen und dazu ein tiefes /o_____/, /do_____/ oder /bo_____/ ertönen lassen
- Kopfresonanz: die Hände wie eine Schale vor den Mund- und Nasenraum halten und summen auf /m_____/ oder /n_____/ (Abb. 25) und die leichte Vibration wahrnehmen
- eine Melodie auf /m_____/ summen und auf viel Klang achten
- gemeinsam einen Kanon oder ein bekanntes Lied mit Text singen

TIPP

Lieder

Diese Lieder eignen sich gut zum gemeinsamen Singen:

- Alle Vögel sind schon da
- Oh du lieber Augustin
- Große Uhren gehen tick-tack
- Schalom chaverim
- Froh zu sein bedarf es wenig und wer froh ist, ist ein König

Weitere Lieder unter Liederarchiv.de im Literaturverzeichnis

Varianten

- Konzert mit den gesungenen Melodien auf den Silben /ba/, /ma/, /wo/, /lu/, /na/, /do/,/du/, die Kursleitung oder eine bzw. einer den Teilnehmenden dirigiert mit Gesten das Silbenkonzert z.B. hohe, tiefe Töne, langsamer oder schneller Rhythmus

Methodisch-didaktische Hinweise

- auf eine lockere, klangvolle Stimmgebung achten

Langsam sprechen

Schwerpunktbereiche

- Artikulation
- Sprechtempo

Material

- Gedichte
- Texte

Setting

- Gesamt-/Kleingruppe
- sitzen
- Kreisanordnung

Durchführung:

Eine Reduktion des Sprechtempos erleichtert eine präzise Artikulation, dadurch verbessert sich die Verständlichkeit.

Sprechtempo – Artikulation

- einzelne Wörter nacheinander im Kreis bewusst langsam sprechen, z.B. zweistellige Zahlen, Monatsnamen, Wochentage
- Reihensätze ergänzen: die Kursleitung gibt einen Satzanfang vor, den die Teilnehmenden nacheinander ergänzen und bewusst langsam sprechen: „Ich mag gerne …“, „Mein Lieblingsfilm ist …“, „Ich reise nach …“
- Kleingruppe: mit bewusst langsamer Sprechweise ein Gespräch zu einem Thema (Hobby, Wünsche) führen

Varianten

- eine Strophe eines Gedichtes sehr langsam vorlesen

Methodisch-didaktische Hinweise

- Sprechtempo durch dirigieren oder mit einem Metronom vorgeben

Gestalten mit der Stimme

Schwerpunktbereiche

- Sprechatmung
- Artikulation
- Sprechtempo
- Prosodie/Modulation

Material

- Gedichte
- Texte

Setting

- Groß-/Kleingruppe
- Kreisanordnung

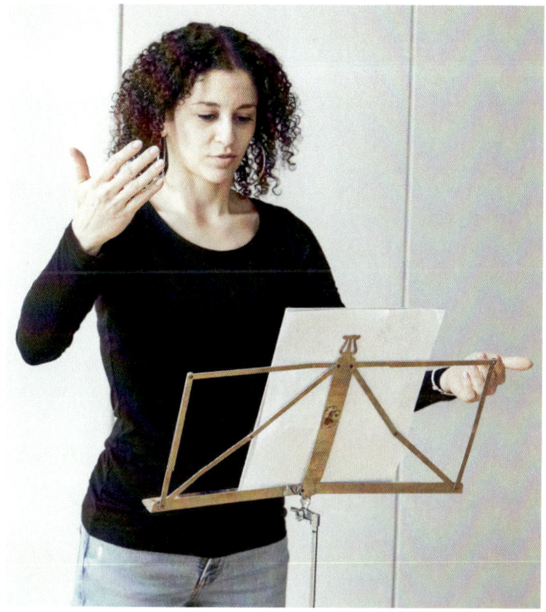

Abb. 26: Gedicht vortragen, 1

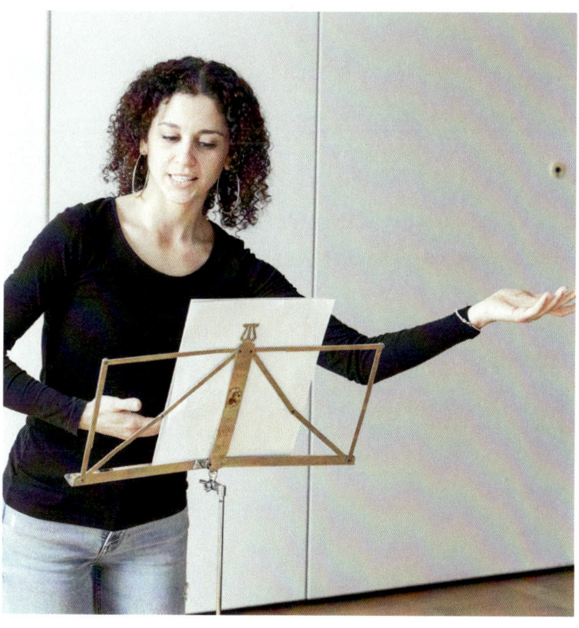

Abb. 27: Gedicht vortragen, 2

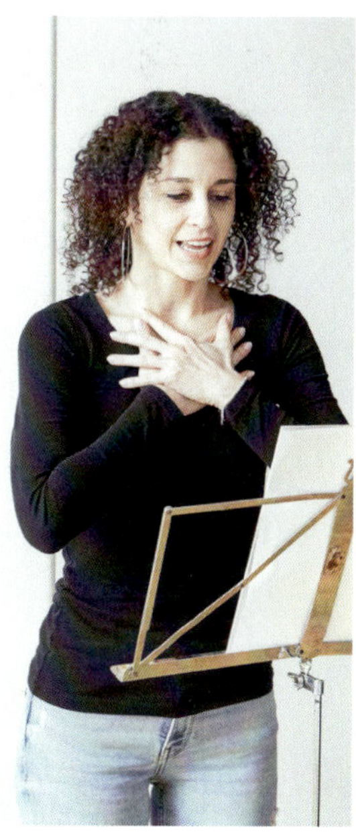

Abb. 28: Gedicht vortragen, 3

Durchführung:

Beim Sprechen unterstreichen wir das Gesagte, indem wir mal lauter, mal leiser, mal höher, mal tiefer sprechen und bewusst Pausen einlegen

Prosodie/Modulation

- Lautmalereien wie /wow!/, /bang!/, /zaff!/ oder /ding– dong!/ in verschiedenen Variationen reihum im Kreis sprechen, d. h. laut–leise, hoch–tief, langsam–schnell
- alle wählen eine eigene Comic-Lautmalerei und sprechen diese gleichzeitig, sodass ein Potpourri entsteht

Sprechatmung – Artikulation – Sprechtempo – Modulation

- in der Kleingruppe ein Gedicht bzw. einen Text zusammen erarbeiten und besprechen, wo und wie Inhalte hervorgehoben werden können, einüben und dann als Gruppe präsentieren (Abb. 26, 27, 28)

Abend am Strand

Abendglühgold zittert auf träumender See.
Eine Möwe zieht ihre einsamen Kreise.
Auf dem Wasser treibend, ein Boot. Und leise, leise
Bringt mir der Wind eine müde Weise.
Närrisches Herz, was stimmt dich so weh?
Joachim Ringelnatz (2014)

Varianten

- Tierlaute auf verschiedene Weise interpretieren
- das gleiche Gedicht, der gleiche Texte wird von mehreren Kleingruppen vorbereitet und dann in der Großgruppe vorgetragen; im Anschluss Unterschiede besprechen

Methodisch-didaktische Hinweise

- Comic-Geräusche sammeln und für alle sichtbar notieren
- Hinweis, dass alles erlaubt ist und einfach das entstehen lassen, was gerade kommt

7.3 Verbindung – Bewegung und Stimme

Die Kombination von Bewegung und Stimme bietet Möglichkeiten einer vielfältigen und kreativen Gestaltung und eignet sich besonders für die Arbeit in der Gruppe. Abhängig von der Gruppenzusammensetzung sind einige Übungen passender als andere. Die Ideensammlung zur Verbindung der beiden Bereiche bildet den Schwerpunkt dieses Buches.

Fingertrommeln und Silbensprechen

Schwerpunktbereiche

- visuomotorische Koordination
- Fingerbeweglichkeit
- Rhythmusfähigkeit
- Artikulation
- Lautstärke
- Koordination Bewegung und Sprechen

Material

- große Luftballons

Setting

- Gesamtgruppe, Einzelarbeit
- sitzen
- Kreisanordnung

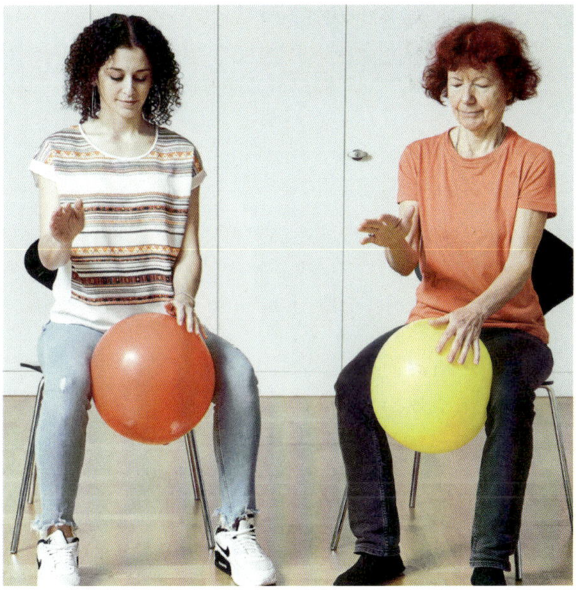

Abb. 29: Fingerbewegungen auf dem Ballon

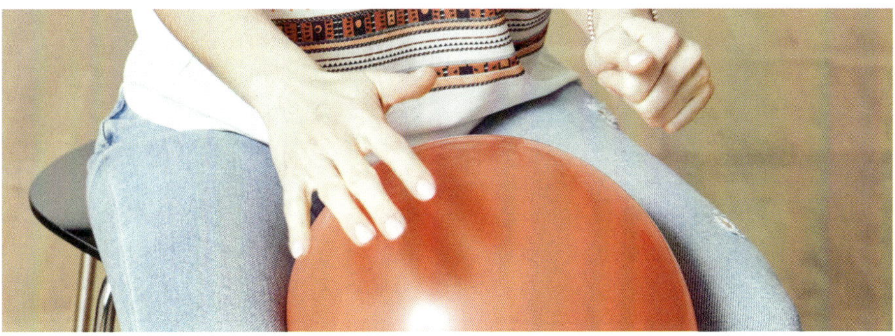

Abb. 30: Hand-Faust-Koordination

Durchführung

Visuomotorische Koordination

- einen Ballon zwischen beide Knie legen und festhalten
- beide Händen schlagen locker gleichzeitig auf den Ballon
- rechte und linke Hand „patschen“ abwechselnd auf den Ballon (Abb. 29)
- die rechte und linke Hand zur Faust formen und sechsmal sachte auf den Ballon klopfen
- gleichzeitig mit der rechten, gefausteten und mit der linken flachen Hand sechsmal auf den Ballon klopfen
- denselben Bewegungsablauf sechsmal mit der rechten flachen und der linken zur Faust geballten Hand ausführen (Abb. 30)
- nun dieselbe Sequenz (Faust–flache Hand) je fünf-, vier-, drei-, zweimal und zum Schluss einmal ausführen

Fingerbeweglichkeit – Rhythmusfähigkeit

- mit den Fingern verschiedene Rhythmen klopfen:

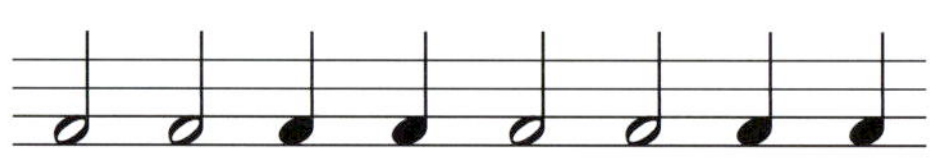

Notenbeispiel 1

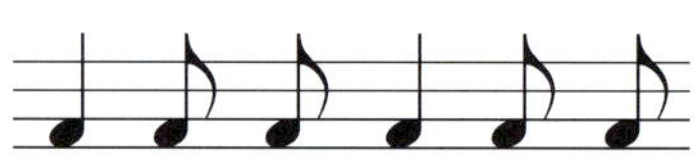

Notenbeispiel 2

Abb. 31: Notenbeispiele

  - lang – lang – kurz – kurz / lang – lang – kurz – kurz
  - lang – kurz – kurz / lang – kurz – kurz (Abb. 31)
- jede und jeder Teilnehmende kann eigene Rhythmen ausprobieren
- einen Rhythmus auswählen und im Plenum vorstellen, die übrigen Teilnehmenden ahmen diesen nach
- die Kursleitung klopft einen einfachen Rhythmus und gibt diesen der Person zu ihrer Rechten weiter; diese klopft den Rhythmus nach, erfindet einen eigenen und gibt diesen an die rechts neben ihr sitzende Person weiter; Klopfrhythmen so oft weitergeben, bis alle einmal an der Reihe waren; es darf auch ein Rhythmus wiederholt werden

- Ballons weglegen und eine kurze Pause einlegen; Arme, Hände und Finger entspannen
- im Stehen folgende Silbenfolgen laut sprechen:
  - /da/-/da/-/da______/-/da______/ diese Silbenfolge mehrmals wiederholen
  - /do/-/do/-/do______/-/do______/
- einige Male wiederholen

Koordination Bewegung und Sprechen

- im Sitzen den Ballon mit den Knien festhalten
- /da/-/da/-/da/-/da/-/da______/-/da______/ sprechen, bei /da/ mit den Fingern der rechten und linken Hand abwechselnd auf den Ballon klopfen und bei /da_____/ mit beiden Händen gleichzeitig locker auf den Ballon schlagen
- dieselben Bewegungsabläufe mit der Silbenfolge /do/ und /do______/ ausführen
- die Teilnehmenden erfinden reihum eigene Klopf-/Sprechrhythmen mit den Silben /da/-/do/-/ba/-/do/, die anderen ahmen nach
- in Partnerarbeit ein „Silben-Klopf-Gespräch“ improvisieren: Person A fragt Person B /da/–/da/-/do______/? und trommelt dazu mit dem Fingern auf den Ballon; Person B antwortet trommelnd: /do/-/do/-/da/!
- im Stuhlkreis sitzend improvisieren alle frei mit kombiniertem Silbensprechen und Ballonklopfgeräuschen

Varianten

- Fingertrommeln auf Tischplatte, Tamburin oder Bongo
- Klopfrhythmen im Tempo variieren
- Tonhöhe und Lautstärke verändern

Methodisch-didaktische Hinweise

- die Rhythmen sollen einfach und wiederholbar sein
- falls eine Person in dem Moment keine Idee hat, kann sie etwas, was schon vorgekommen ist, wiederholen oder sagen: „Ich gebe weiter“ oder „Pause“
- es soll kein Leistungsdruck entstehen

Armbewegung und Sprechen

Schwerpunktbereiche

- visuomotorische Koordination
- Reaktionsfähigkeit
- Lautstärke
- Koordination von Bewegung und Sprechen

Material

- mehrere farbige Gymnastikbälle

Setting

- Gesamtgruppe
- sitzen, stehen

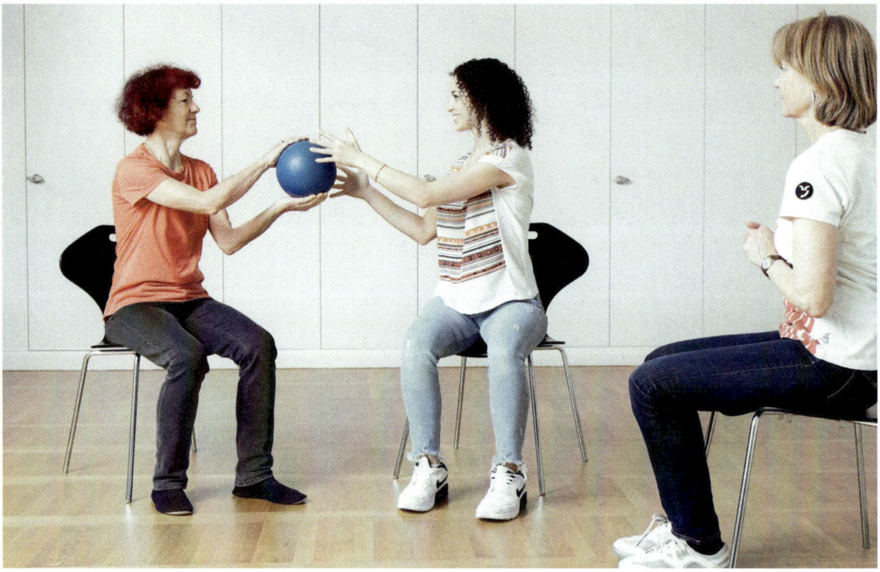

Abb. 32: Ball im Kreis weitergeben

Durchführung

Visuomotorische Koordination – Reaktionsfähigkeit

- einen Ball im Kreis umhergeben, auf ein Signal der Kursleitung die Kreisrichtung wechseln (Abb. 32)
- mehrere Bälle im Kreis reihum geben und auf ein vorher vereinbartes Signal die Richtung rasch ändern

Koordination von Bewegung und Sprechen – Lautstärke

- beim Weitergeben des Balls laut Aufforderungen sprechen wie „Nimm!“, „Achtung!“, „Jetzt!“, „Da!“; jeweils eine Aufforderung pro Kreisrunde
- verschieden farbige Bälle mit unterschiedlichen Aufforderungen gleichzeitig weitergeben z.B. „Nimm!“ mit dem roten Ball, „Weg!“ mit dem blauen Ball etc.
- zum Weitergeben des Balls zählen, d.h. die erste Person sagt „eins“, die zweite „zwei“ etc.
- beim Weitergeben des Balls einen Satzanfang beenden, z.B. „Ich kann gut ...“, „Ich reise nach ...“, „Ich liebe ...“

Koordination von Bewegung und Sprechen – Reaktionsfähigkeit

- den Ball weitergeben und dazu laut zählen, auf ein Signal die Richtung wechseln und rückwärts- bzw. wieder vorwärts zählen

Varianten

- Tempo und Lautstärke variieren
- Bälle gleichzeitig in verschiedenen Richtungen im Kreis herumgeben

Methodisch-didaktische Hinweise

- das Tempo und die Anzahl der Bälle den Möglichkeiten der Gruppe anpassen
- darauf achten, dass kein Leistungsdruck entsteht

Dehnen und kräftigen mit Gummiband

Schwerpunktbereiche

- allgemeine Beweglichkeit
- Körperhaltung
- Kräftigung der Arm- und Rückenmuskulatur
- Atmung
- Koordination Bewegung und Stimme

Material

- pro Person ein Gummiband (ca. 1–2 cm breit, 2 m lang)

Setting

- Gesamtgruppe, Einzelarbeit
- sitzen, stehen
- Kreisanordnung

Durchführung

- auf einem Stuhl mit gerader Sitzfläche sitzen und dabei auf eine aufrechte Haltung achten

Körperhaltung – Sitzhaltung

- die Füße hüftbreit auf den Boden stellen und das Gewicht bodenwärts abgeben
- die Ober- und Unterschenkel bilden einen rechten Winkel
- die Sitzbeinhöcker in gutem Kontakt zur Sitzfläche positionieren, sodass das Gewicht gleichmäßig auf beide Sitzbeinhöcker verteilt ist
- der Kreuzbeinbereich ist gelockert
- das Brustbein aufgerichtet
- die Achselhöhlen sind geöffnet
- der Schultergürtel ist entspannt
- der Nacken fühlt sich frei an
- die Kiefermuskulatur ist locker
- der Kopf ruht auf der Hals- und Brustwirbelsäule und vom Scheitelpunkt führt eine imaginäre Verlängerung Richtung Decke
- der Blick ist horizontal nach vorne gerichtet
- in dieser aufrechten Sitzhaltung die Finger ineinander verschränken und die Hände an den Hinterkopf legen; von dieser Mittelstellung aus Schultergürtel, Kopf und Arme mehrmals, langsam ein wenig nach rechts, in die Ausgangsposition und dann nach links drehen; dabei ist nicht entscheidend, wie weit die Drehung ausgeführt werden kann, sondern dass die Schultern unten bleiben und die aufrechte Sitzhaltung beibehalten wird
- die Arme herunter neben den Oberkörper nehmen und leicht lockern, indem Arme und Hände minimal ein- und ausgedreht werden
- danach eine Pause einlegen

Kräftigung des Schulterbereichs

- beide Unterarme nach vorne strecken, sodass sich zwischen Ober- und Unterarm ein rechter Winkel bildet, die Handflächen zeigen zueinander
- das Gummiband der Länge nach halbieren und locker auf die Handinnenflächen legen, den Daumen dabei leicht abspreizen (der Abstand zwischen der rechten und linken Hand beträgt ca. 53 cm) (Abb. 33)
- die Finger umschließen das Band und die Hände drehen sich um 360 Grad (Richtung Körper und von nun davon weg), sodass das Gummiband die Hände umschließt (Abb. 34, 35); Nun ist der Abstand zwischen den beiden Hände ca. 25 cm; das Gummiband ist noch nicht angespannt

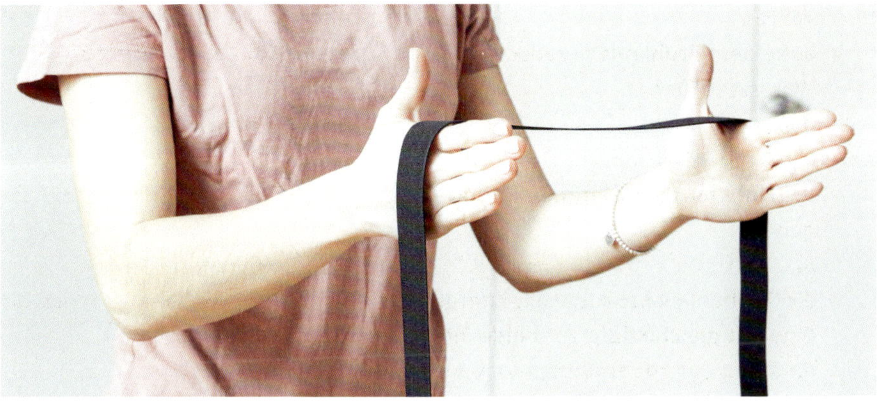

Abb. 33: Gummiband in der Ausgangsstellung

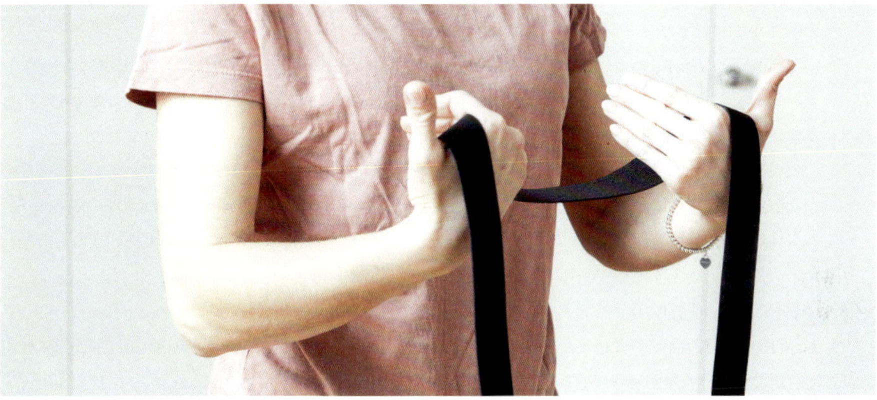

Abb. 34: Gummiband in der Drehbewegung

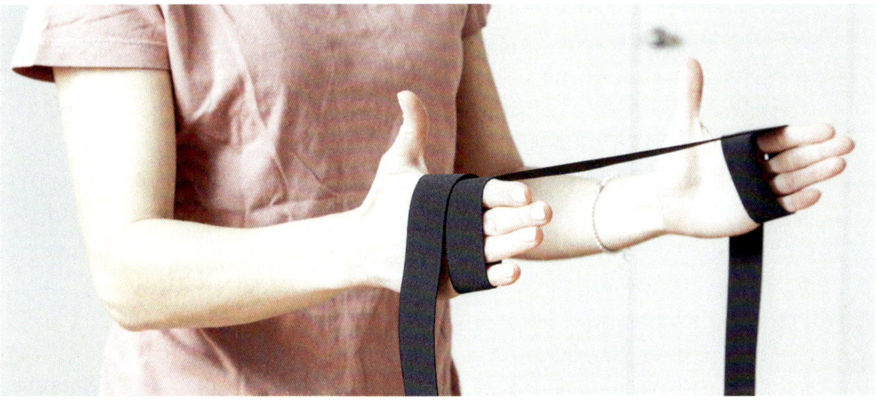

Abb. 35: Gummiband in der Endstellung

- beide Unterarme langsam von der Köpermitte her nach außen führen, sodass sich das Gummiband dehnt, anschließend in die Ausgangsstellung zurückkommen
- diesen Ablauf mehrmals wiederholen; eine Pause einlegen und die Arme neben dem Körper hängen lassen, Schultergürtel und Arme durch kleine Schüttelbewegungen lockern

Atmung

- das Gummiband auf den Stuhl legen, sodass es auf beiden Seiten des Stuhls gleich lang ist; auf das Band setzen; jede Hand umfasst ein Ende des Bandes, so wie in Abb. 35 beschrieben, die Arme sind neben dem Körper
- nun beide Arme gleichzeitig seitlich des Körpers langsam von unten bis auf Schulterhöhe anheben, sodass die Spannung des Bandes leicht spürbar wird; die Schultern bleiben in Ausgangsstellung; anschließend die Arme langsam senken
- beim Anheben der Arme aus-, beim Senken einatmen
- die Übung wiederholen, dabei jedes Mal die Arme seitlich etwas höher anheben bis in die seitliche obere Diagonale oder so weit bis die Endspannung erreicht ist
- beide Arme mehrmals langsam vor dem Körper anheben und senken; die Handrücken sind nach oben ausgerichtet, darauf achten, dass das Handgelenk nicht abgewinkelt wird

Allgemeine Beweglichkeit

- hüftbreit stehen, die Knie minimal gebeugt; mit beiden Füßen auf das Gummiband stellen und mit jeder Hand ein Ende des Gummibandes umfassen
- Arme schulterbreit nach vorne führen; den rechten Arm langsam in der Horizontalen nach rechts bewegen, den Atem ausströmen lassen und gleichzeitig den Oberkörper und den Kopf mitdrehen; vorsichtig bis zum Anschlagpunkt gehen; der linke Arm und das Becken bleiben in der Ausgangsstellung (Abb. 36)
- anschließend den Atem einströmen lassen, dabei den rechten Arm und den Oberkörper zurück zur Mittelstellung drehen
- mehrmals wiederholen, eine Pause einlegen und die Arme lockern
- denselben Ablauf mehrmals mit dem linken Arm ausführen
- die Rotationsbewegung im Wechsel nach rechts und links durchführen

Koordination Bewegung und Stimme

- hüftbreit stehen, die Knie sind leicht gebeugt, das Gummiband befindet sich wieder unter den Füßen und die Hände umfassen je ein Ende des Bandes

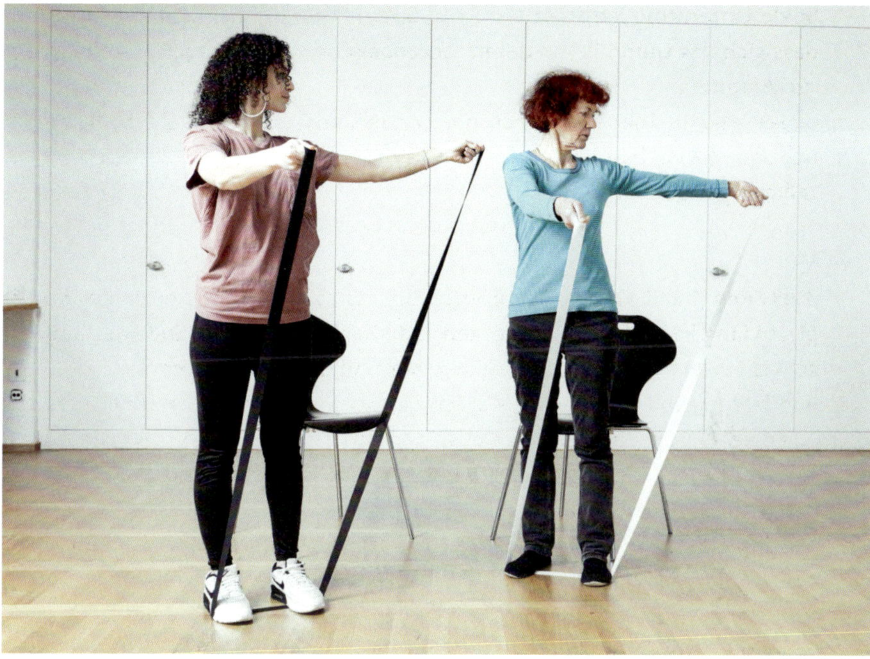

Abb. 36: Oberkörperdrehung

- beim seitlichen Anheben der Arme staunend den Laut /o_____/ ausrufen; Arme senken und den Ablauf verbunden mit der Lautäußerung mehrmals wiederholen
- die Arme in die vordere Diagonale führen und dazu /a_____/ rufen
- die Arme vorne anheben und gleichzeitig /u_____/ rufen
- Knie leicht beugen, den Oberkörper wenig nach vorne neigen; beim Anheben der Arme die Knie und den Oberkörper strecken, dazu laut und staunend /o_____/ beim nächsten Mal /e_____/ und dann /u_____/ rufen
- die Kursleitung führt den Bewegungsablauf aus und nennt dazu den Namen einer bzw. eines Teilnehmenden z.B. /o_____Peter/; alle Teilnehmenden wiederholen die Bewegung und den Ausruf, dann kann die nächste Person z.B. /u_____Renate/ in die Runde rufen; alle wiederholen dies

Varianten

- die Übungen können auch mit einem Theraband ausgeführt werden

Methodisch-didaktische Hinweise

- die Teilnehmenden unterstützen, dass sie die eigenen Leistungsgrenzen beachten

Gangarten stimmlich begleiten

Schwerpunktbereiche

- Gleichgewicht
- Koordination Bewegung und Stimme

Material

- Musik

Setting

- Partner-/Einzelarbeit
- gehen

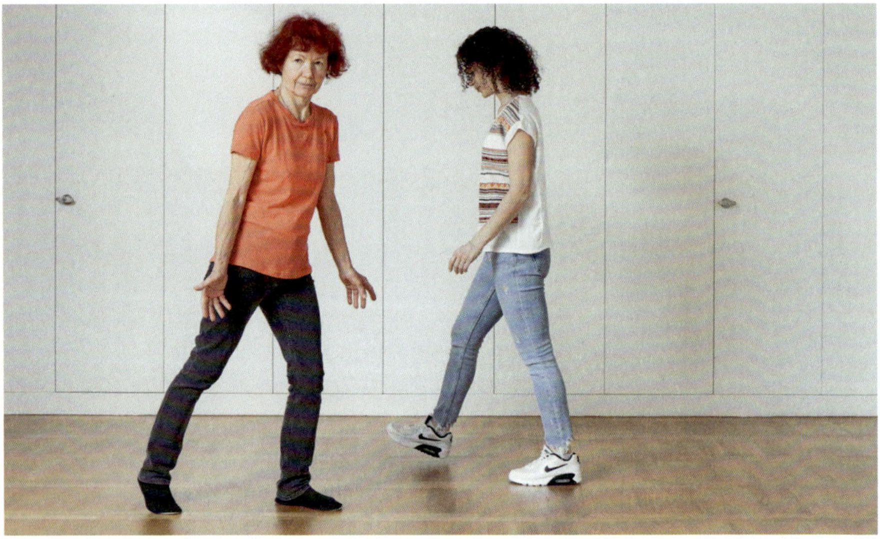

Abb. 37: Balance halten nach Bewegungsstopp

Durchführung

- alle Kursteilnehmenden gehen zu Musik auf unterschiedliche Fortbewegungsarten durch den Raum

Gleichgewicht

- sobald die Musik stoppt, halten die Teilnehmenden in ihrem Bewegungsablauf inne, so wie sie im Moment stehen (Abb. 37)
- die Kursleitung zeigt unterschiedliche Arten der Fortbewegung vor, aus denen die Teilnehmenden frei wählen können:
  - kleine/große Schritte

- breit-/schmalspuriges Gehen
- auf dem Vorderfuß/der Ferse gehen
- auf der Außen-/Innenkante der Fußsohle gehen
- durch Anheben der Knie den Rhythmus der Schrittfolge unterbrechen
- mit gebeugten Knien gehen
- kleine Schritte zur rechten/linken Seite ausführen

- beim Musikstopp die aktuelle Stellung „einfrieren“ und die Körperstellung einer bzw. eines anderen Teilnehmenden nachahmen; beim Einsetzen der Musik sich wieder frei bewegen; diesen Ablauf wiederholen
- dieselbe Bewegungssequenz ausführen, jedoch mit Nachahmen von verschiedenen Fortbewegungsarten (schlurfend, stampfend, mit weichen Knien, tänzelnd)

Koordination von Bewegung und Stimme

- die verschiedenen Gangarten stimmlich mit passenden Silben begleiten
- zum leichten, kurzschrittigen Gehen mit leiser Stimme pro Schritt /tip/ sprechen
- beim Gehen mit langen, schweren Schritten mit kräftiger Stimme /ta____p/ sprechen
- Wechseln zwischen klein- und großschrittigem Gehen sowie leisem und lautem Silbensprechen; die Teilnehmenden können ihre Sequenzen selber gestalten
- Wechseln zwischen vier kleinen Schritten, zu denen /tip/-/tip/-/tip/-/tip/ gesprochen wird und vier großen Schritten, begleitet von /ta____p/-/ta____p/-/ta____p/-/ta____p/
- vorher verschieden lange Sequenzen festlegen z. B. /tip/-/tip/-/tip/-/tip/-/ta____p/-/ta____p/, entsprechend zur Silbe wird die Schrittart ausgeführt
- das Gehen auf dem Vorderfuß mit /tip/ begleiten; pro Schritt wird mit hoher Stimme /tip/ gesprochen
- das Gehen auf den Fersen wird mit /tap/ und tiefer Stimme begleitet

Varianten

- das Tempo beim Gehen der Gruppe anpassen: beim Sprechen von /tip/ schneller und beim /ta____p/ langsamer gehen
- anstelle von /tip/–/ta____p/kann auch /trip/-/tra____p/ gewählt werden

Methodisch-didaktische Hinweise

- bei den verschiedenen Gangarten die Teilnehmenden nicht rückwärts gehen lassen (Sturzgefahr)

Gehen und Sprechen

Schwerpunktbereiche

- Gleichgewicht
- Rhythmusfähigkeit
- Artikulation
- Koordination Bewegen und Sprechen

Material

- Musik
- ablösbares breites Abdeckband
- Richtungspfeile aus Karton oder Abdeckband

Setting

- Einzelarbeit
- stehen, gehen

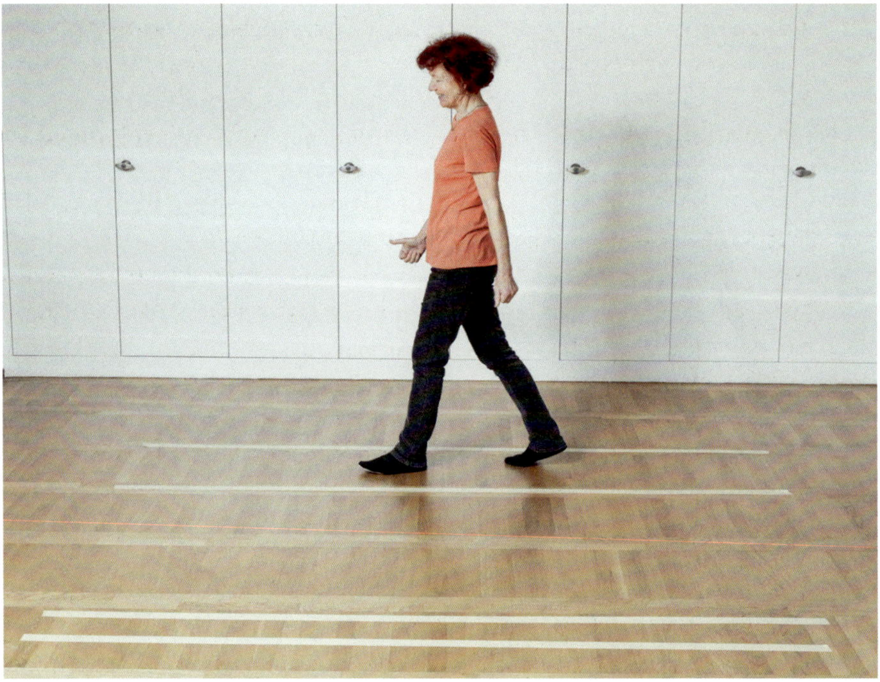

Abb. 38: Gehen durch „Straßen“

Durchführung:

Die Kursleitung klebt mit Abdeckband fünf „Straßen“ in unterschiedlichen Breiten (80 cm, 60 cm, 40 cm, 30 cm und 20 cm) auf den Boden. Diese Straßen sind parallel angeordnet mit einem Abstand zwischen den einzelnen Markierungen. Mit Pfeilen wird die Wegrichtung gekennzeichnet.

Gleichgewicht

- die Kursteilnehmenden gehen frei zu Musik durch die aufgeklebten Straßen; sie haben die Wahl zwischen oder in den „Straßen“ zu gehen (Abb. 38)
- die Kursteilnehmenden wählen eine ihrer persönlichen Gleichgewichtsfähigkeit entsprechend passende Straßenbreite
- balancesichere und geübte Teilnehmende können auch auf einem Abdeckbandstreifen gehen

Artikulation

- die Kursleitung sammelt von den Teilnehmenden zusammengesetzte Wörter mit G, Ginsterstrauch, Glockenturm, Gartentor, Galgenhumor etc.
- die Kursleitung unterteilt die einzelnen Wörter z. B. Glo-cken-turm in Silben und spricht das Wort deutlich artikuliert vor; die Teilnehmenden sprechen nach
- das gewählte Wort wird mit lauter Stimme und mit deutlich geformten Artikulationsbewegungen gesprochen

Koordination Bewegung, Sprechen und Rhythmusfähigkeit

- zum Gehen in der „Straße“ Wörter mit einem bestimmten vorgegebenen Anfangslaut sprechen; pro Silbe wird ein Schritt ausgeführt; das Wort so oft wiederholen, bis die Straße endet
- darauf achten, dass nach den einzelnen Wörtern eine Atempause gemacht wird, dazu kurz stehen bleiben
  - Wörter mit G: Glo-cken-spiel, Gar-ten-zaun, Gir-lan-de, Ger-sten-sup-pe, Gur-ken-sa-lat
  - Wörter mit S: Su-gus, Si-si-phus, Si-zi-li-en, Senf-früch-te, Si-re-nen-a-larm, Si-cher-heits-na-del
  - Wörter mit R: Re-gen, Ra-be, Ra-ben-nest, Re-gen-trau-fe
- zum Gehen in der Straße einen kurzen Satz sprechen; die Kursleitung gibt einen Satzanfang vor, der von den Teilnehmenden ergänzt wird; Beispiele: „Ich mag keine“ .... „Ich esse gerne“ .... „Ich wünsche mir“ ....

Varianten

- räumliche Varianten: Zebrastreifen kleben und pro Zwischenraum einen Schritt ausführen
- inhaltliche Varianten: die Teilnehmenden Wörter zu unterschiedlichen Themen zusammentragen lassen. z.B. Länder, Sportarten, Musik (Musikstile, Instrumente, Komponisten, Interpreten), Verkehrsmittel
- die Teilnehmenden können einander Satzanfänge vorgeben
- Tempo variieren

Methodisch-didaktische Hinweise

- Teilnehmende mit starken Gleichgewichtsschwierigkeiten können an der Wand entlang gehen; falls der Raum eine Ballettstange oder eine Sprossenwand hat, kann diese eingesetzt werden; eine andere Möglichkeit ist, dass die Kursleitung die betroffenen Teilnehmenden beim Gehen unterstützt

Gedicht im Gehen sprechen

Schwerpunktbereiche

- Artikulation
- Modulation
- Koordination Bewegung und Sprechen

Material

- das Gedicht „Karawane“ von Hugo Ball für jede Teilnehmende bzw. jeden Teilnehmenden ausgedruckt auf A3-Papier; zusätzlich Papierstreifen mit einzelnen oder mehreren Gedichtzeilen

Karawane

jolifanta bambla o falli bambla
großiga mpfa habla horem
egiga goramen
higo bloiko russula huju
hollaka hollala
anlogo bung
blago bung
blago bung
bosso fataka
u uu u
schampa wulla wussa olobo

hej tata gorem
eschige zunbada
wulubu ssubudu ulu wassubada
tumba bahumf
kusa gauma
bahumf
Hugo Ball (2007)

Setting

- Gesamt-/Kleingruppe
- sitzen, stehen, gehen
- Kreisanordnung

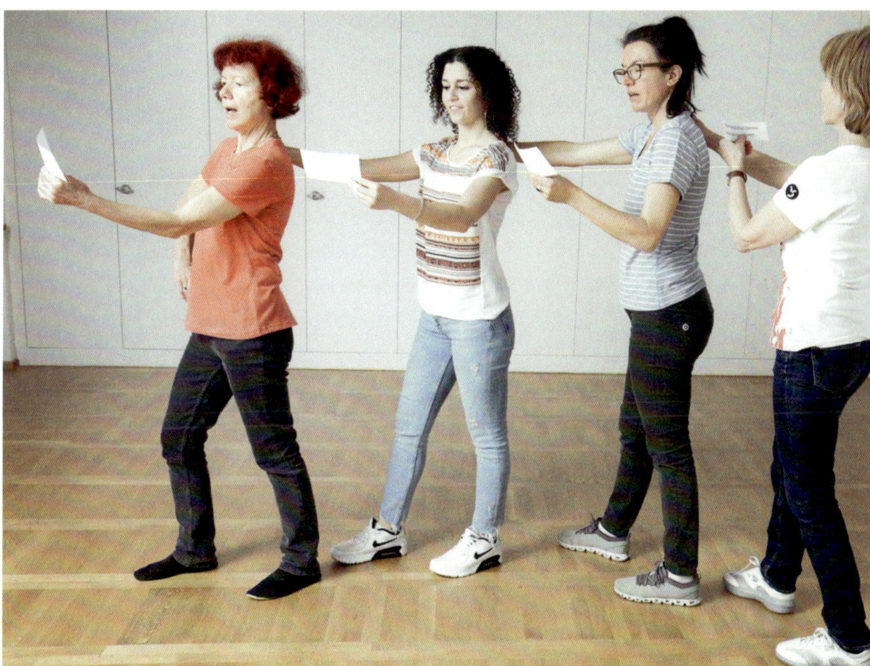

Abb. 39: Karawane

Durchführung

Artikulation – Modulation

- als Erstes werden das Gedicht und mögliche Varianten von Betonungen vorgestellt, indem die Kursleitung vorliest und dabei Silben deutlich hervorhebt; anschließend wird erläutert, wie und warum welche Akzente gemacht werden
- das Gedicht wird in einem nächsten Schritt in einer Kleingruppe so vorbereitet, dass es während des Gehens gesprochen werden kann
- dazu die Teilnehmenden das Gedicht zunächst still lesen lassen
- die Kursleitung liest Zeile um Zeile vor und die Gruppe spricht es gemeinsam nach, die Kursteilnehmenden achten dabei auf eine präzise Artikulation der Anfangs- und/oder der Schlusskonsonanten
- einige Zeilen des Gedichtes silbenweise nachsprechen, indem jede Silbe klar von der anderen abgetrennt wird /jo-li-fan-ta/
- einige Zeilen mit bewusst lauter Stimme nachsprechen
- reihum in Kreis einzelne ausgewählte Wörter oder Zeilen in variablen Betonungsmustern mehrmals deutlich sprechen
- in Kleingruppen: jede und jeder Teilnehmende erhält einen Streifen mit einer bzw. mehreren Zeilen des Gedichtes und soll das Vortragen in Bezug auf die Artikulation, auf das Tempo, die Lautstärke und die Modulation vorbereiten; es können verschiedene Varianten ausprobiert werden
- stehend tragen die Teilnehmenden in der Kleingruppen ihre erarbeiteten Textzeilen vor

Koordination Bewegung und Sprechen

- alle Teilnehmenden gehen in einem passenden Schritttempo im Raum umher und sprechen den zugeteilten Text gleichzeitig laut, deutlich und mit bewusster Modulation der Stimme; dabei entsteht ein Wortmix und ein Stimmengewirr
- alle Teilnehmenden bilden eine Karawane entsprechend der Abfolge der Gedichtzeilen, indem sie sich nacheinander einreihen und ihre rechte Hand auf die Schulter der vorderen Person legen; bei Bedarf kann der Text mit der linken Hand gehalten werden
- die Karawane setzt sich langsam in einem Gleichschritt in Bewegung; wenn ein flüssiges Tempo gefunden ist, beginnt die vorderste Person ihre Zeile(n) zu lesen und die zweite Person schließt an (Abb. 39); es darf Pausen und Wiederholungen geben oder es darf auch neu gestartet werden
- alle Kursteilnehmenden achten darauf, dass sich die Karawane immer weiterbewegt

Varianten

- es kann nur ein Teil des Gedichtes gewählt werden
- es können andere Gedichte oder Texte gewählt werden, die sich für die Verbindung von Gehen und Sprechen eignen

Methodisch-didaktische Hinweise

- die Papierstreifen mit den Gedichtzeilen werden entsprechend der Abfolge im Gedicht nummeriert
- die Kursleitung gibt den Rhythmus des Gehens mit einer Trommel, einem Bongo oder einem Tamburin vor
- wenn einzelne Kursteilnehmende unsicher im Gehen sind, können sie auf einem Stuhl sitzen und die Karawane bewegt sich um sie herum.

Tanzen und sprechen

Schwerpunktbereiche

- Koordinationsfähigkeit
- Rhythmusfähigkeit
- Artikulation
- Sprechatmung
- Koordination Bewegung und Sprechen

Material

- Musik

Setting

- Gesamtgruppe
- stehen, gehen
- Kreisanordnung

Durchführung

Koordinationsfähigkeit – Rhythmusfähigkeit

Ablauf der Tanzschritte in drei Teilen langsam einüben.

Schrittkombinationen:

- Teil 1: in leichter Grätschstellung stehen und mit beiden Beinen gleichzeitig leicht federnd in die Knie gehen und die Knie wieder strecken (bouncen) (Abb. 40); diesen Ablauf achtmal ausführen

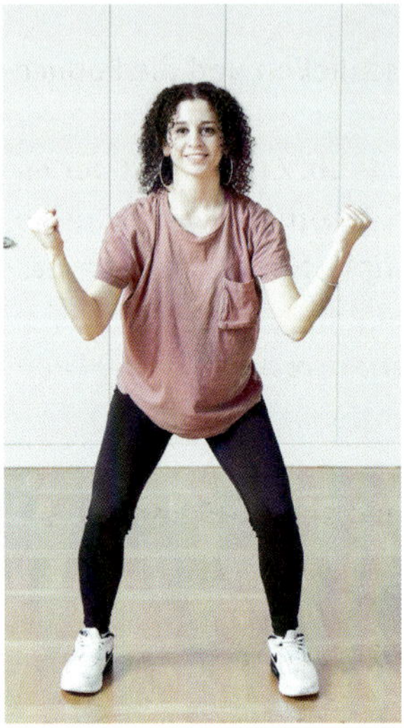

Abb. 40: Position Teil 1

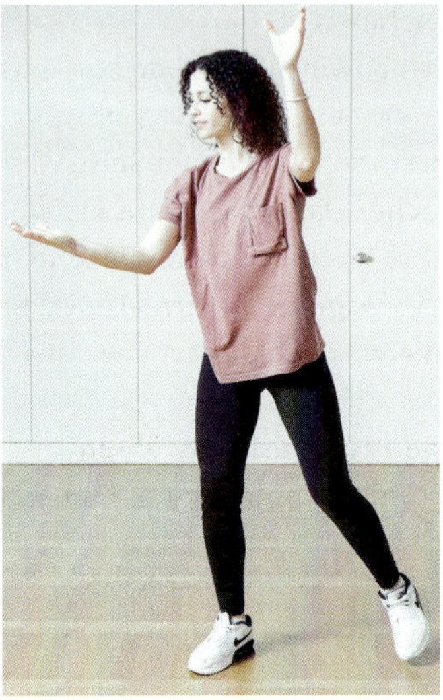

Abb. 41: Position Teil 2

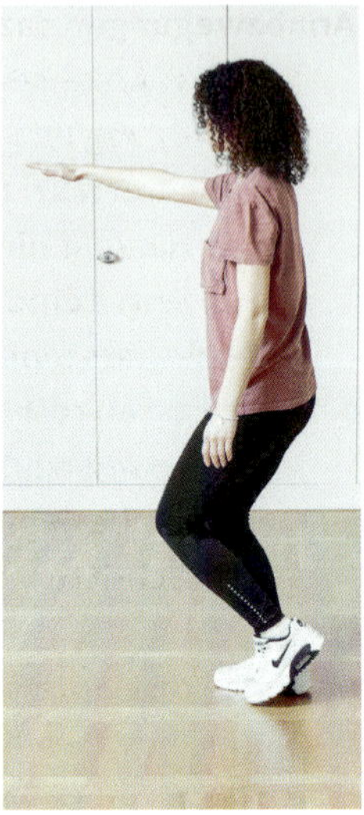

Abb. 42: Position Teil 3

- Teil 2: mit dem rechten Fuß einen Seitschritt nach rechts ausführen (Abb. 41), den linken nachsetzen, dabei das Gewicht auf dem rechten Fuß (Standbein) belassen, anschließend mit dem linken Fuß (Spielbein) einen Seitschritt nach links ausführen, sodass links zum Standbein wird, dann den rechten Fuß zum linken stellen; bei jedem Schritt leicht in den Knien federn (bouncen); diesen Ablauf viermal ausführen
- Teil 3: mit dem rechten Fuß beginnen und in acht federnden Schritten einen kleinen Kreis nach rechts um die eigene Achse gehen (Abb. 42), sodass der Ausgangspunkt wieder erreicht ist
- nun die Tanzschritte der Teile 1, 2 und 3 zusammensetzen; beim zweiten Durchgang beginnt bei Teil 2 der Seitschritt mit dem linken Fuß und bei Teil 3 wird das Gehen im Kreis nach links ausgeführt
- die Tanzschritte mit Musik durchführen

TIPP

Musik für Percussion z.B.

- «La Foret Vierge» von Quem et Zaka
- «La Girafe Mambo» von Quem et Zaka

Armbewegungen dazu nehmen

- Teil 1: Arme seitlich anwinkeln, Hände zur Faust schließen und die Bounce-Bewegung mit den Armen begleiten (Abb. 40)
- Teil 2: rechten Unterarm zur rechten Seite führen (Abb. 41) und mit der linken Hand in die rechte Handinnenseite klatschen, linken Unterarm zur linken Seite führen und mit der rechten Hand in die linke Hand klatschen; dasselbe Klatschmuster insgesamt viermal ausführen
- Teil 3: den rechten Arm auf Schulterhöhe nach vorne strecken und die Drehbewegung begleiten (Abb. 42)
- die Armbewegungen zur Musik ausführen
- Tanzschritte und Armbewegungen kombinieren und zur Musik tanzen

Artikulation – Sprechatmung

- Die Mund- und Lippenstellung für Zischlaute vorbereiten.
- mit der Ausatmung im Rhythmus kräftig /sch/-/sch/-/sch/-/sch/ sprechen
- danach dasselbe mit /dagg/-/dagg/-/dagg/-/dagg/

Koordination Bewegung und Sprechen

- bei Teil 1 zu jedem Bounce mit der Ausatmung jeweils einen kräftigen Zischlaut sprechen /sch/
- bei Teil 2 zu jedem Seitschritt /dagg/ sprechen
- bei Teil 3 Sprechpause einlegen

Varianten

- bei Teil 1 /bong/ und bei Teil 2 /po/ sprechen
- mit einer Partnerin bzw. einem Partner tanzen
- die Gesamtgruppe in zwei Kleingruppen teilen, die beim Tanzen vis-à-vis stehen
- bei Instabilität im Sitzen tanzen: bei Teil 1 die Fersen leicht anheben, die Fußballen auf dem Boden belassen und im Takt mit den Fersen auf den Boden klopfen; im dritten Teil nur die Armbewegung zur Seite ausführen
- die Silbenauswahl dem Musikstück anpassen, sodass das Sprechen der Laute mit dem Musikstil übereinstimmt

Methodisch-didaktische Hinweise

- vor dem Tanz mit dem Sprechen der Silben beginnen
- um das Einüben des Bewegungsablauf zu erleichtern, stehen die Teilnehmenden nebeneinander und die Kursleitung zeigt den Ablauf seitenverkehrt vor
- darauf hinweisen, dass es kein Problem ist, wenn die Schrittkombination von den Teilnehmenden nicht genau ausgeführt wird

Haltung gibt Stimme

Schwerpunktbereiche

- Körperhaltung
- Lockerung
- Stimmklang
- Stimmkräftigung

Material

- Abbildungen oder Modelle der Wirbelsäule, des Beckens, der Sitzbeinhöcker und des Schulter- und Nackenbereichs

Setting

- Gesamtgruppe
- sitzen, stehen
- Kreisanordnung

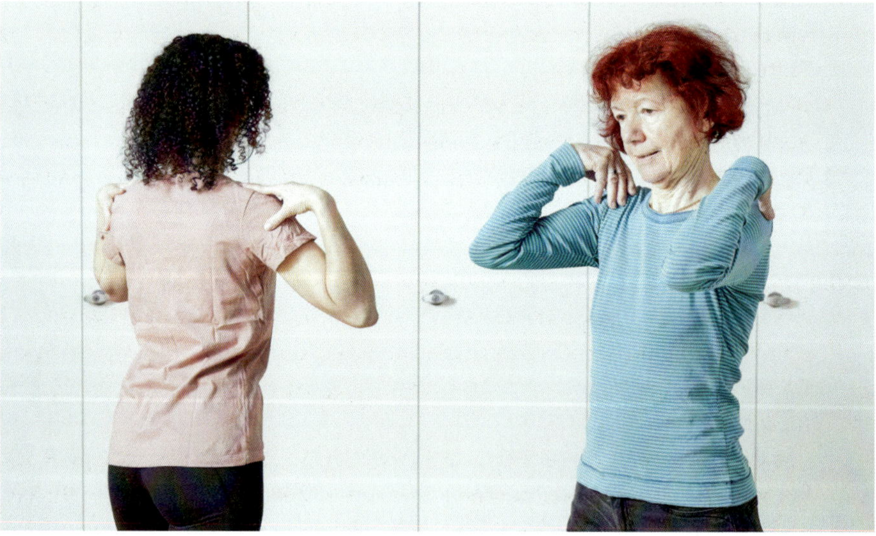

Abb. 43: Ellbogenkreisen

Durchführung:

Die Körperhaltung ist eine wichtige Voraussetzung für eine entspannte Stimmgebung. Eine physiologische Körperhaltung ist nicht einfach gegeben, sie muss immer wieder gesucht und gefunden werden. Es geht bei der Übung um Körperwahrnehmung und um Haltungsaufbau. Haltungsübungen lassen sich gut mit Stimmübungen kombinieren.

Körperhaltung

- anhand eines Bildes oder eines Modells den Aufbau der Wirbelsäule und Bandscheiben erläutern

TIPP

Ein großformatiger, farbig bebilderter Anatomie-Atlas oder ein Modell eignen sich gut als Anschauungsmaterial, um den Kursteilnehmenden den Aufbau der Wirbelsäule und Bandscheiben zu erklären.

- im Sitzen den Oberkörper nach vorne unten beugen und vom Becken her langsam und bewusst Wirbel für Wirbel aufrichten
- zur Aufrichtung der Wirbelsäule mit einer angenehmen Stimmlage und Lautstärke /m_____/ phonieren
- innehalten und beobachten: Wie fühlt sich jetzt die Wirbelsäule an?
- Sitzbeinhöcker auf dem Bild (oder anhand eines Modells) zeigen und erklären, wo sie beim Sitzen zu finden sind; mit beiden Händen unter dem Gesäß die beiden Sitzbeinhöcker rechts und links ertasten: Ist der Druck auf beiden Seiten gleichmäßig?
- die Hände wegnehmen und spüren: Spüre ich meine beiden Sitzbeinhöcker auch ohne Hände? Wie nehme ich sie wahr?
- in dieser Position verweilen und einen Moment die Sitzposition und den Kontakt mit dem Stuhl wahrnehmen

Lockerung – Stimmklang – Körperhaltung

- das Gewicht erst mehr auf den rechten, dann auf den linken Sitzbeinhöcker und anschließend wieder auf beide verteilen; wenn das Gewicht auf einen Sitzbeinhöcker kommt, dann leise, aber klangvoll /ndo/, /nda/ oder /ndu/ phonieren
- das Gewicht leicht hinter bzw. vor die beiden Sitzbeinhöcker verlagern, dabei wird das Becken nach vorne und nach hinten gekippt und der Rücken wird rund und dann wieder aufgerichtet; dazu in einer entspannten, mittleren Tonlage und Lautstärke /ding-dong/ oder /mom-mam/ sprechen; jeweils eine Silbe bei der Vorwärts- und eine bei der Rückwärtsbewegung sprechen
- kleine Kreisbewegungen um die Sitzbeinhöcker ausführen, zuerst im Uhrzeiger- und dann im Gegenuhrzeigersinn; das Kreisen immer kleiner werden lassen, dazu sanft /mo/ oder /no/ oder /ma/ summen
- die Anatomie des Schulter- und Nackenbereiches erläutern
- die Schultern lockern, indem die rechte und die linke Schulter im Wechsel leicht angehoben und fallen gelassen wird, dazu ein leises /plopp/ sprechen

- mit den Händen die Schulter oben fassen und kleine Kreisbewegungen mit den Ellbogen ausführen (Abb. 43), dazu mit der Stimme weich und rund mit /m/ oder /n/ oder /ng/ durch den Stimmumfang gleiten
- den Kopf nach unten senken und dazu den Rücken rund werden lassen, dann den Rücken wieder aufrichten und den Kopf anheben; das Einrollen kann mit einem leisen tiefen Seufzer begleitet werden, bei der Aufrichtung fließt der Atem automatisch wieder ein
- stehend den Oberkörper, die Arme, den Nacken und den Kopf wie eine Marionette locker nach unten hängen lassen, einen kurzen Moment das Gewicht wahrnehmen und sich dann langsam und bewusst wieder aufrichten; zuletzt auf die Vorstellungshilfe eines Fadens hinweisen, der an der Decke befestigt ist und den Scheitel leicht nach oben zieht
- einen Moment die aufrechte Haltung wahrnehmen und dann in der Gruppe mit viel Klang auf /njom/ oder /mom/ improvisieren und einen gemeinsamen Klangraum entstehen lassen

Stimmkräftigung

- in dieser optimalen Aufrichtung die Hände wie einen Trichter vor den Mund halten und dazu rufen alle gemeinsam mit lauter Stimme „Hallo!“, „Heda!“, „Hallihallo?“ oder „Hallo, Thomas!“
- Vorstellung einer Marktsituation: jede und jeder Teilnehmende preist mit lauter Stimme die eigene Ware an; es kann frei gewählt werden z. B. „Feine Früchte!“, „Schöne Schuhe!“ etc.

Varianten

- die Marktsituation kann auch gehend gestaltet werden
- es können andere Situationen für die Rufübung gewählt werden z. B. zwei Alphirten stehen auf einem Berg und rufen sich etwas zu, z. B. „Guten Morgen!“, „Sei gegrüßt!“ etc.

Methodisch-didaktische Hinweise

- kleine Bewegungen führen bei Lockerungsübungen oft zu einem besseren Resultat als sehr große
- zwischen den Rufübungen zur Erholung der Stimme immer wieder kurz Pausen einlegen und gähnen oder seufzen
- bei den Rufübungen sollen die Teilnehmenden eine für sie angenehme Stimmlage wählen

Atmung gibt Stimme

Schwerpunktbereiche

- Atmung
- Sprechatmung
- Lautstärke
- Koordination von Bewegung und Stimme

Material

- Duftöle

Setting

- Gesamt-/Kleingruppe
- sitzen, stehen
- Kreisanordnung

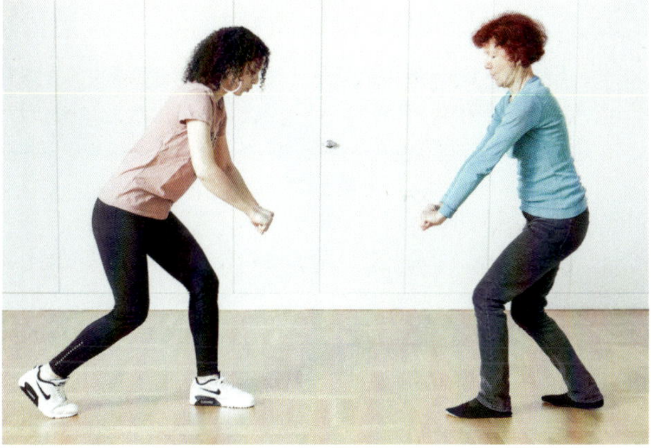

Abb. 44: Luftpumpe

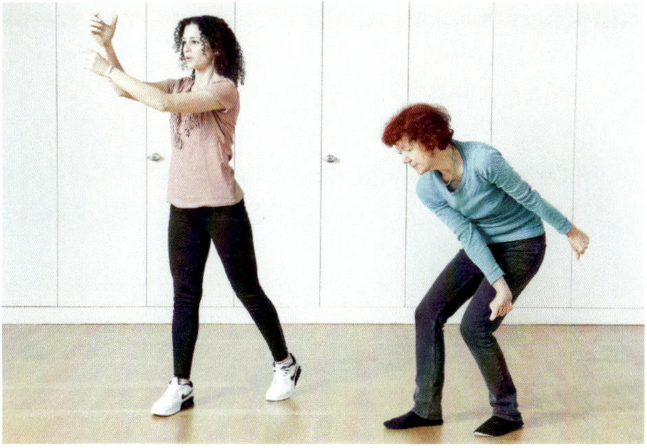

Abb. 45: Glocke läuten

Durchführung:
Die Atmung ist die Voraussetzung der Stimmgebung. Der Atem versetzt die Stimmlippen in Schwingungen und erzeugt damit den Grundton der Stimme.

Atmung

- mehrere Duftfläschchen im Kreis herumgeben, daran riechen, einige Male tief einatmen und den Duft wahrnehmen
- in der Wartezeit können die anderen Teilnehmenden den eigenen Atemrhythmus, die Hebung und Senkung des Bauches beobachten

Sprechatmung

- Pfeilbogenübung stehend: in der Vorstellung einen Pfeilbogen halten und auf ein Ziel fokussieren, dann die Sehne nach hinten ziehen, die Spannung einen Moment wahrnehmen und loslassen mit /f_____/
- Fahrrad aufpumpen: stehend die Bewegung des Aufpumpens eines Fahrradschlauches ausführen, dazu /f/-/f/-/f/, /s/-/s/-/s/ oder /sch/-/sch/-/sch/ sprechen, d. h. beim Drücken der Pumpe jeweils einen Laut bilden (Abb. 44)
- Arme mehrmals langsam über den Kopf heben und wieder senken, beim Senken der Arme sanft auf /f______/, /s______/ oder /sch______/ ausatmen, beim Heben der Arme die Luft wieder einströmen lassen
- beim Heben der Arme sanft /a______/, /o______/ oder /u______/ auf einem Ton aushalten
- Blasebalgübung sitzend: mit den Händen einen vorgestellten Blasebalg zusammendrücken und wieder öffnen, dazu /f/-/f/-/f/, /s/-/s/-/s/ oder /pf/-/pf/-/pf/ sprechen
- zur Bewegung des Blasebalgs den Zischlauten jeweils ein Wort anhängen, z. B. /s-s–See/ oder /f-f-Fisch/, diese Übung wird reihum im Kreis gemacht, jede und jeder Teilnehmende wählt ein neues Wort
- mehrmals sehr schnell die Konsonanten /p/-/t/-/k/ oder die Silben/pop/-/pop/-/pop/, /top/-top/-/top/ wiederholen und mit der Hand die Aktivierung des Zwerchfells spüren

Koordination von Bewegung, Atmung, Stimme und Lautstärke

- Glöcknerübung, d. h. stehend eine Glocke läuten (Abb. 45): dazu die Beine in Schrittstellung, die Arme halten in der Vorstellung ein Glockenseil, das kräftig nach unten gezogen und wieder losgelassen wird; dazu im Rhythmus der Bewegung die Glockentöne /bom/, /bam/ oder /bim–bam/ erklingen lassen
- die Fäuste sind geballt und jetzt die Arme rasch nach vorne bewegen, dazu laut kurz /po/ rufen
- mehrmals mit lauter Stimme /ho-ho-hopp/ oder /he-he-hepp/rufen

- Lachübung zur Aktivierung des Zwerchfells: /hohoho/ oder /hahaha/, verschiedene Varianten ausprobieren und in der Gruppe improvisieren

Variante

- kurze Ausrufe mit lauter Stimme und dazu eine passende Armbewegung/Gestik einsetzen, z.B. „Nein!", „Doch!", „Geh weg!", „Hau ruck!", „Komm her!" etc.

Methodisch-didaktische Hinweise

- zwischen den Atem- und den Stimmübungen sollten immer wieder Pausen eingebaut werden

Stimme im Raum erklingen lassen

Schwerpunktbereiche

- Stimmklang/Resonanz
- Koordination von Bewegung und Stimme

Material

- keines

Setting

- Gesamtgruppe
- sitzen, stehen, gehen

Durchführung:

Übungen zur Weitung der Resonanzräume helfen, den Klang der Stimme bewusst zu machen und zu optimieren. Bei Summübungen ist zu beachten, dass der Ton nur so lange gehalten wird wie der Atembogen reicht. Es ist wichtig, sich Zeit zu nehmen, um die Luft wieder einströmen zu lassen. Jeder Mensch hat einen anderen, eigenen Atemrhythmus und so entsteht beim Üben ein fortwährendes Klanggebilde.

Stimmklang/Resonanz

- stehend mit dem ganzen Körper kleine Kreisbewegungen um die Senkrechte ausführen und diese immer kleiner werden lassen bis man stehen bleibt, dazu leise und klangvoll summen /m_____/
- den Kopf nach vorne beugen, ihn einige Male langsam und sanft nach rechts und links bewegen, dazu leise /m______/ oder /n_____/ oder /mo______/, /no______/, /do______/, /lo______/ summen, dann den Kopf langsam wieder aufrichten

- die Hände falten und in den Nacken legen und dann den Nacken an die Hände anlehnen, dazu mit leiser Stimme auf /m_______/ genüsslich seufzen
- den Mundraum mit der Zunge abtasten: den Gaumen, die beiden Wangen, die Zähne und den Raum als Ganzes wahrnehmen
- langsame und bewusste Kaubewegungen ausführen, dazu an feines Essen denken und leise und klangvoll mehrmals /mom/
- oder /mjom/ sprechen
- mit den Händen eine Schale bilden und vor die Nase und den Mund halten und in diesen Raum summen auf einer angenehmen Tonhöhe /m______/ /n______/ die Tonhöhe kann variiert werden; den Klang der eigenen Stimme bewusst wahrnehmen

Koordination von Bewegung und Stimme

- im Raum umher gehen und in die Schale der Hände summen, dabei die Tonhöhe variieren, sodass sich die Klänge verweben und ein vielfältiges Klanggebilde entsteht
- freie Improvisation im Gehen durch Halten einer angenehmen Tonhöhen oder Gleiten durch den Stimmumfang; dabei weiterhin auf /m______/, /n______/ oder auf /ma______/, /mo______/, /nu______/, /na______/, /no______/, /nu______/ oder auf Vokale summen; während des Summens den Klang im Raum wahrnehmen und langsam einen Gruppenklang entstehen lassen; es dürfen Dissonanzen entstehen
- die Teilnehmenden rücken immer mehr zusammen, der Rücken ist zur Kreismitte gewendet, sodass der Kreis enger wird; es wird weiterhin mit der Stimme frei improvisiert, sodass ein Klangteppich entsteht, in den alle eingehüllt sind
- das Ende wird durch ein vorher vereinbartes Signal z.B. eine Geste angekündigt, sodass es einen gemeinsamen Abschluss gibt

Variante

- der Klangraum kann im Sitzen durchgeführt werden, indem die Teilnehmenden mit dem Rücken zur Kreismitte sitzen und die Stühle eng aneinander aufgestellt sind

Methodisch-didaktische Hinweise

- zu Beginn des Klangraumes hilft es, wenn die Kursleitung bei der Übung mitmacht; so kann sie Variationen eingeben und die Kursteilnehmenden fühlen sich geschützter
- durch Dirigieren können Variation der Tonhöhe oder der Lautstärke vorgegeben werden
- genügend Zeit einrechnen, damit ein Klangteppich entstehen kann

Summen und singen

Schwerpunktbereiche

- Stimmklang/Resonanz
- Koordination Bewegung und Stimme

Material

- große Ballons
- Liedtext

Setting

- Groß-/Kleingruppe
- Partner-/Einzelarbeit
- sitzen, stehen, gehen
- Kreisanordnung
- verteilt im Raum

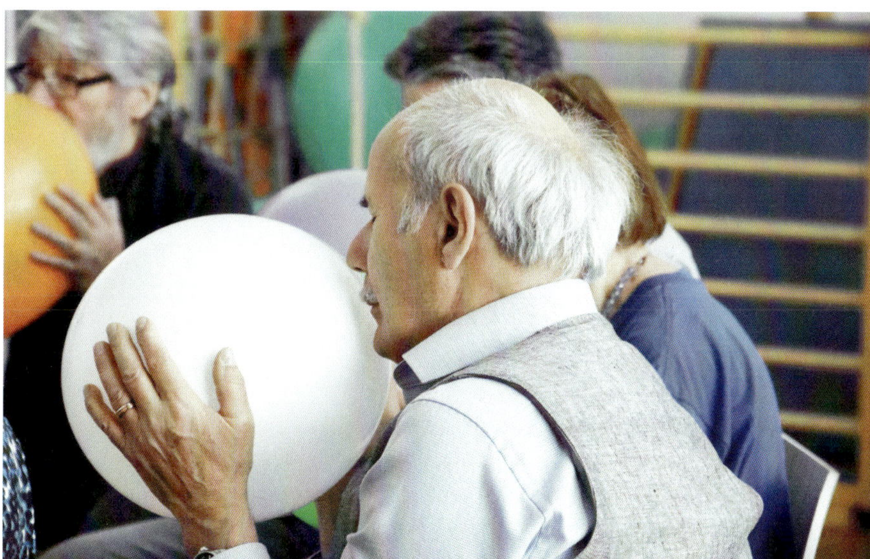

Abb. 46: Stimme in den Ballon klingen lassen

Durchführung:

Der Ballon hilft, die Resonanz der Stimme wahrzunehmen und das Singen in den Ballon schafft einen geschützten Raum. Die Teilnehmenden fühlen sich dadurch weniger ausgestellt.

Stimmklang/Resonanz

- im Stehen oder Sitzen den Ballon mit beiden Händen vor den Mund halten; darauf achten, dass der Abstand zwischen Mund und Ballon etwa einen halben Zentimeter beträgt
- in den Ballon summen und ausprobieren, an welcher Stelle der beste Klang entsteht und damit experimentieren (Abb. 46)

Koordination Bewegung und Stimme

- im Raum umhergehen und leise in den Ballon summen, dazwischen kurze Pausen im Stehen oder Sitzen einlegen
- Kontakt mit einer anderen Person aufnehmen, die Ballons aneinanderhalten und gemeinsam summen; beide summen dabei in den eigenen Ballon und achten auf den gemeinsamen Klang
- den Abstand zwischen den Ballons leicht vergrößern und wahrnehmen, ob das Summen der anderen Person noch hörbar ist
- sich zu zweit oder in einer Vierergruppe treffen und gemeinsam in den Ballon summen; Variationen bezüglich Tonhöhe, Lautstärke ausprobieren und etwas Gemeinsames entstehen lassen

Stimmklang/Resonanz – Koordination Bewegung und Stimme

- gemeinsam stehend ein Lied oder eine frei gewählte Melodie in den Ballon summen oder singen
- den Ballon weglegen, das Lied oder die frei gewählte Melodie gemeinsam ohne Ballon singen

TIPP

Gemeinsam singen

Folgende Lieder eigenen sich dafür:

- Bruder Jakob, Bruder Jakob,
  schläfst du noch, schläfst du noch?
  Hörst du nicht die Glocken, hörst du nicht die Glocken?
  Ding, dang, dong. Ding, dang, dong.

(Franz. Volkslied, Autor unbekannt)

- Mein Hut, der hat drei Ecken,
  Drei Ecken hat mein Hut.
  Und hätt' er nicht drei Ecken,
  So wär er nicht mein Hut!

(Melodie ital. Volksweise vor 1816)

- Heut ist ein Fest bei den Fröschen im See,
  Ball und Konzert und ein großes Dinner.
  Quak, quak, quak, quak, quak, quak

  (Volkslied, Autor unbekannt)

- Froh zu sein bedarf es wenig und wer froh ist, ist ein König

  (August Mühling, 19. Jh)

Variationen

- Lieder wie „Froh zu sein bedarf es wenig" oder „Bruder Jakob" im Kanon singen
- Liedtexte variieren, z.B. „Mein Hut, der hat neun Ecken" oder „Heut ist ein Fest bei den Fischen am See" mit /plop/ anstelle von /quak/

Methodisch-didaktische Hinweise

- bei den Übungen mit dem Klangraum die Teilnehmenden darauf hinweisen, dass sie individuell immer wieder kurze Pausen einlegen
- den Liedtext als Kopie verteilen oder auf ein Flipchart schreiben

Stimmkräftigung durch Spannungsaufbau

Schwerpunktbereiche

- visuomotorische Koordination
- Sprechatmung
- Lautstärke

Material

- ein Gymnastikball oder Ballon

Setting

- Gesamtgruppe
- sitzen

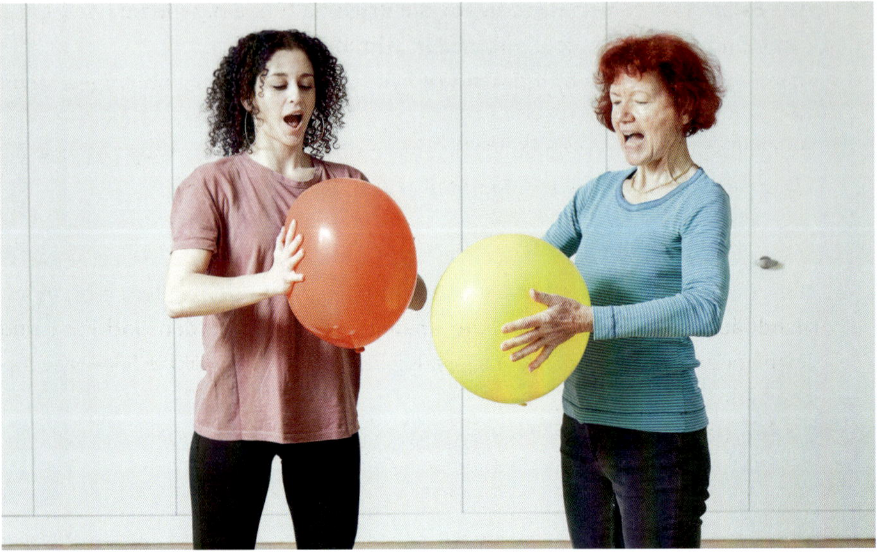

Abb. 47: Ballon drücken mit Silben sprechen

Durchführung

Visuomotorische Koordination

- den Luftballon mit beiden Händen vor der Brust halten (die Ellbogen sind seitlich), die Handflächen mehrmals nacheinander kurz und leicht gegen den Ball drücken
- den Ballon mehrmals lange und stark zusammendrücken, eine kurze Pause machen und wieder lange stark zusammendrücken
- den Ballon im Wechsel leicht und stark zusammendrücken
- den Ballon in eigenen Variationen kurz oder lang, leicht oder stark zusammendrücken

Lautstärke – Sprechatmung

- den Ballon beidhändig vor der Brust halten und gleichzeitig zum kurzen, leichten Zusammendrücken locker /pa/-/pa/-/pa/–/pa/-/pa/ sprechen
- die Übung des kurzen, leichten Zusammendrücken des Balls kann beliebig mit folgenden Silben /pu/, /po/, /ta/, /to/, /tu/, /ka/, /ko/ und /ku/ ausgeführt werden
- den Ballon vor der Brust mit beiden Händen einige Male kräftig zusammendrücken und dazu laut /pa/ rufen (Abb. 47)
- eine Pause einlegen und den Kopf mehrmals bewusst und langsam senken und wieder aufrichten

- den Ballon mit beiden Händen vor die Brust halten, einige Male kräftig zusammendrücken und dazu mit lauter Stimme /po/ rufen
- eine Pause einschalten und den Kopf mehrmals bewusst und langsam von rechts nach links bewegen
- den Ballon wieder mit beiden Händen vor die Brust halten, einige Male kräftig zusammendrücken und dazu mit lauter Stimme /to/ rufen

Variation

- die Übung kann auch ohne Ballon durchgeführt werden, indem die beiden Handflächen vor dem Brustraum aneinandergelegt werden und kurz und leicht oder lange und stark Druck ausgeübt und die gewählte Silbe gesprochen wird
- die Übung kann auch mit einem Ball ausgeführt werden

Methodisch-didaktische Hinweise

- bei diesen Übungen geht es darum, dass der Druck der Hand auf den Ball die Muskulatur im Bauch- sowie Brustbereich anspannt und diese Anspannung auf die Stimmlippen übertragen wird, was zu einer Kräftigung der Stimme führt
- es ist zu beachten, dass nur so viel Kraft wie notwendig aufgewendet wird
- es ist wichtig, dass genügend Pausen zur Erholung, vor allem für die Stimme, eingelegt werden; diese Übungen sind für die Stimme anstrengend und sollten maximal drei- bis fünfmal nacheinander ausgeführt werden

Stimmkräftigung durch Prellen

Schwerpunktbereiche

- visuomotorische Koordination
- Stimmkräftigung
- Artikulation
- Koordination Bewegung und Sprechen

Material

- Gymnastikbälle

Setting

- Gesamtgruppe
- sitzen, stehen, gehen
- verteilt im Raum

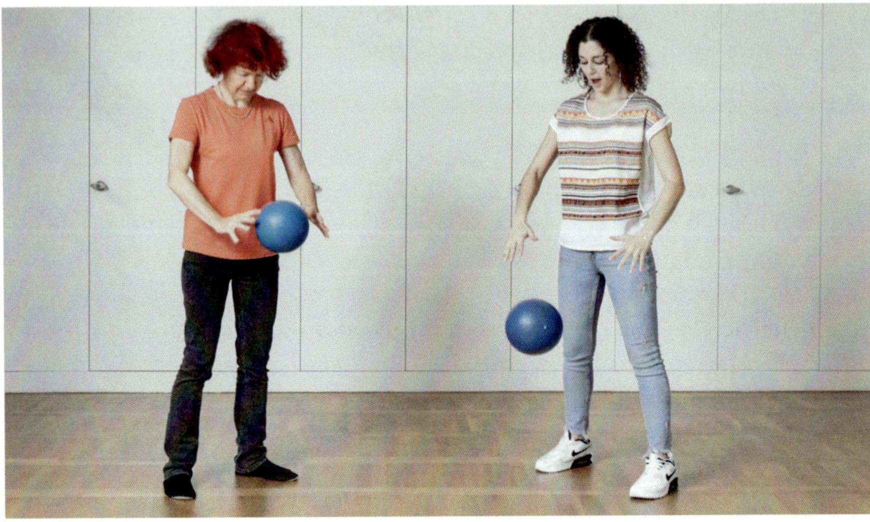

Abb. 48: Sprechen und Prellen

Durchführung

Visuomotorische Koordination

- den Ball mit beiden Händen auf einer Stelle prellen
- den Ball mit einer Hand auf einer Stelle prellen
- den Ball mit einer Hand prellen und dazu frei im Raum umhergehen
- den Ball stark prellen und wieder auffangen

Stimmkräftigung – Artikulation – Koordination Bewegung und Sprechen

- gleichzeitig zum Prellen des Balls bei jedem Stoß laut und explosiv die Silbe /pa/-/pa/-/pa/ oder /po/-/po/-/po/ sprechen (Abb. 48)
- beim Prellen mit lauter Stimme die Silben /pa/-/pe/-/pi/-/po/-/pu/ rufen
- stehend oder gehend gleichzeitig zum Prellen des Balls einsilbige Wörter, die mit /p/ beginnen, mit lauter Stimme sprechen: Paul, Punkt, Park, Pult, Post
- stehend oder gehend gleichzeitig zum Prellen einsilbige Wörter mit /t/ rufen: Tisch, Takt, Toast, Tick, Test
- zum Prellen des Balls zweisilbige Wörter mit dem Plosivlaut /p/ sprechen; jeweils eine Silbe pro Aufschlag auf den Boden: Pe-ter, Pu-te, Pau-se, Pau-ke, Pan-da
- zum Prellen zweisilbige Wörter mit dem Plosivlaut /t/ sprechen: Tor-te, Tan-te, Tep-pich, Ti-tan, Trak-tor

- zum Prellen des Balls dreisilbige Wörtern mit /p/ sprechen: Pa-pri-ka, Pa-pa-gei, Pin-gu-in, Pan-da-bär, Pot-pou-rri; jeweils eine Silbe pro Abprall auf dem Boden
- zum Prellen des Balls dreisilbige Wörter mit /t/ sprechen: Te-le-fon, Ten-nis-ball, Tel-ler-rand, Tas-ta-tur, To-ma-te, Ti-ta-nic, Ta-ten-drang sprechen
- zum Prellen des Balls viersilbige Wörter sprechen: Pe-ter-sil-ie, Pa-per-la-papp, Pe-pe-ro-ni, Tu-to-ri-um, Ta-ber-na-kel, Tor-ten-schau-fel, Tanz-the-a-ter
- die Kursteilnehmenden gehen durch den Raum, dazu prellen sie den Ball; wenn sie einer oder einem anderen Teilnehmenden begegnen, bleiben sie stehen und sprechen nacheinander zum Prellen mehrmals den Vornamen der anderen Person in Silben: San-dro, Ka-tha-ri-na oder Fa-bi-an; die Silben werden im Rhythmus des Prellens gesprochen
- alle Teilnehmenden prellen den Ball stehend oder gehend kräftig auf den Boden, rufen dazu mit lauter Stimme und starker Intention Wörter im Befehlston: „Ja!“, „Nein!“, „Da!“, „Doch!“, „Los!“, „Geh!“, „Weg!“, „Raus!“, „Komm!“, „Pech!“, „Schluss!“
- im Kreis stehend den Ball kräftig auf den Boden prellen, dazu ruft jede bzw. jeder Teilnehmende reihum laut eine selbstgewählte, kurze Phrasen im Befehlston: „Komm her!“, „Pass auf!“, „Hör doch!“, „Lass los!“, „Schau her!“, „Geh doch!“, „Ach was!“

Variationen

- durch das gleichzeitige Sprechen verschiedener Wörter/Phrasen entsteht ein Wörtergewirr, was aber den Teilnehmenden Mut geben kann, Eigenes auszuprobieren
- mit dem Ball prellend im Raum umhergehen, auf ein Signal der Kursleitung auf eine andere Person zugehen, stehen bleiben, weiterprellen und einander begrüßen, z. B. mit „Hal-lo Mo-ni-ka!“

Methodisch-didaktische Hinweise

- die Kursteilnehmenden können das Tempo des Prellens und demzufolge des Sprechens leicht steigern oder verlangsamen
- immer wieder Pausen im Sitzen einschalten, da die Aufgabe anspruchsvoll und anstrengend ist
- wenn das Prellen im Gehen schwierig ist, kann auch an einer Stelle stehend geprellt werden und die anderen Kursteilnehmenden kommen vorbei
- es kann sitzend mit beiden Händen geprellt werden
- die Wörter können auf einem Flipchart festgehalten werden, damit ein Pool von Wörtern zur Verfügung steht

Schwingen und Sprechen

Schwerpunktbereiche

- visuomotorische Koordination
- Gleichgewicht
- Sprechatmung
- Stimmkräftigung
- Prosodie/Modulation
- Koordination Bewegung und Sprechen

Material

- Schwungtuch
- verschiedene Ballons, kleine Bälle, Tennisbälle

Setting

- Gesamtgruppe
- sitzen, stehen
- Kreisanordnung

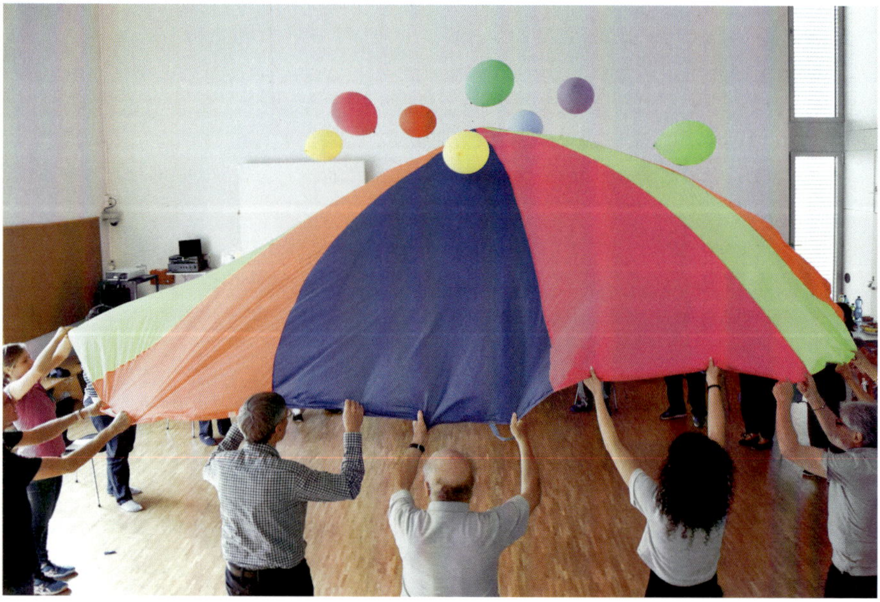

Abb. 49: Schwungtuch heben

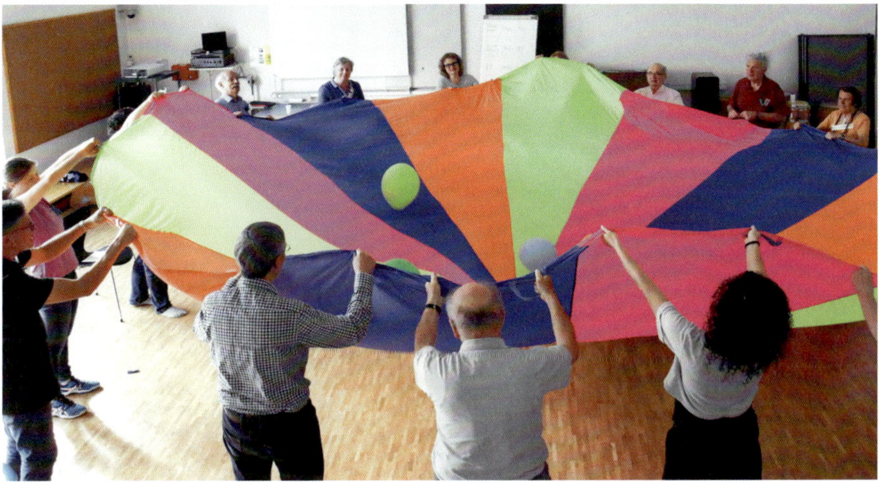

Abb. 50: Schwungtuch senken

Durchführung

- alle Kursteilnehmenden halten das Schwungtuch

Visuomotorische Koordination

- im Stuhlkreis sitzend gemeinsam das Schwungtuch spannen und durch leichtes Heben und Senken der Hände und Arme das Schwungtuch auf und ab bewegen, sodass kleine Wellen entstehen
- im Stehen die Schwungbewegungen des Tuchs allmählich vergrößern, bis große, hohe Wellen entstehen
- Bewegungen der Arme und Hände kleiner werden lassen
- an- und abschwellen der Schwungbewegungen mehrmals wiederholen; dazwischen Pausen einlegen

Sprechatmung

- Schwungtuch in die Höhe führen, dabei die Atemluft tief einströmen lassen, das Tuch einen Moment oben belassen (Abb. 49)
- beim Herunterführen die Atemluft ausströmen lassen (Abb. 50)
- diesen Vorgang einige Male wiederholen, dazwischen Pausen einlegen
- beim Anheben des Schwungtuchs Atemluft einströmen lassen und beim Senken des Tuchs weich seufzen
- beim Heben des Tuchs jeweils eine Zahl sprechen, beim Senken Luft ausströmen lassen (eins, zwei, drei vier usw.)
- kurze Verschnaufpausen einlegen

Stimmkräftigung

- die Bewegung des Schwungtuchs mit kurzen Zurufen begleiten: /he/ beim Anheben /ho/ beim Senken des Tuchs
- weitere Zurufe nutzen und mehrmals wiederholen wie /ja-da/, /oh-nei/, /auch-du/, /Schluss-jetzt/
- Zurufe der Kursteilnehmenden aufnehmen

Prosodie

- beim Anheben des Tuchs jeweils staunend einen Laut sprechen, anschließend Tuch wieder senken; diese Sequenz mit den Vokalen /o/-/a/-/u/-/e/ ausführen
- Schwungtuch anheben und dazu die Stimme nach oben gleiten lassen, beim Zurückführen die Stimme senken

Gleichgewicht

- Schrittstellung einnehmen und das Gewicht nach vorne und zurück verlagern; beim Anheben des Schwungtuchs den Körperschwerpunkt auf den vorderen Fuß verlagern und beim Absenken des Schwungtuchs das Gewicht zurücknehmen

Koordination, Bewegung und Sprechen

- die Gewichtsverlagerung sowie das Anheben und Senken des Tuchs weiterführen; die Kursleitung nennt ein Tier, die Gruppe spricht es nach; anschließend nennen alle reihum ein Tier, das von allen wiederholt wird

Visuomotorische Koordination – Koordination Bewegung und Stimme

Ballons oder verschiedene kleine Bälle (Gummi-, Pingpong-, Tennisbälle) auf das Schwungtuch geben und darauf achten, dass sie nicht herausspringen.

- durch Bewegen des Schwungtuchs die Bälle oder Ballons leicht wie Popcorn in die Höhe springen lassen (Abb. 51) und dazu mehrmals /pop/ sprechen
- bei kleinen Schwungbewegungen des Tuchs mit leiser Stimme mehrmals /pop/ sprechen, die Bälle springen lassen
- bei großen Bewegungen mit lauter, kräftiger Stimme /po______p/ sprechen
- die kleinen Schwungbewegungen mit einem kräftigen /hopp/ begleiten
- mehrmals zu kleinen, schnellen Schwungbewegungen /ho-ho-ho-hopp/ sprechen, das letzte /hopp/ in der Reihe lauter sprechen und dazu eine große Bewegung ausführen, sodass die Bälle mehr in die Höhe springen

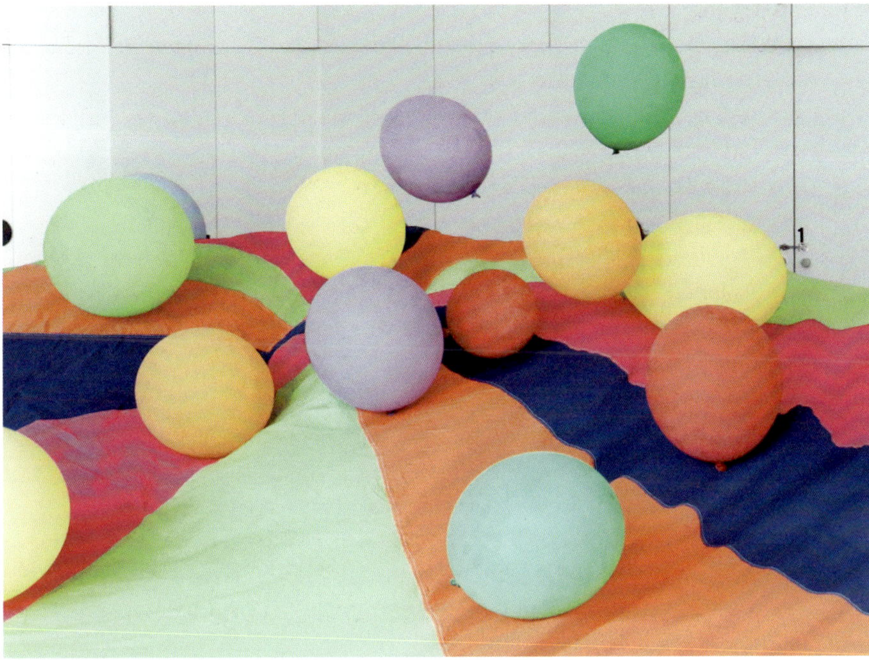

Abb. 51: Ballons auf Schwungtuch hüpfen lassen

Varianten

- beim Anheben des Tuchs einen Buchstaben des Alphabets sprechen (A, B, C usw.) und das Tuch wieder absenken lassen; beim Anheben den nächsten Buchstaben sprechen
- das Anheben des Schwungtuchs mit Sprechen von Wochentagen, Monaten begleiten
- mit dem Schwungtuch Wellen erzeugen und dazu rhythmisch den Schnellsprechvers „Fischers Fritz fischt frische Fische" sprechen

Methodisch-didaktische Hinweise

- die Begeisterung der meisten Teilnehmenden kann dazu führen, dass diese ihre physischen Kräfte überschätzen; deshalb immer wieder Pausen einlegen, die Arme seitlich hängen lassen
- es können auch Lockerungsübungen für die Armmuskulatur eingebaut werden

Literaturverzeichnis

Ball, H. (2007): Sämtliche Werke und Briefe. Band 1: Gedichte. Wallstein, Göttingen

Ceballos-Baumann, A., Ebersbach G. (Hrsg.): Aktivierende Therapie bei Parkinson-Syndromen. 3. Aufl. Thieme, Stuttgart

Degen, U. (2017): Kreativität und Psychomotorik. Kreativität als Schlüssel zur Entwicklungsförderung. Motorik 40 (2), 74–81

Degen, U., Hunziker, E. (2020): Bewegung und Stimme für Parkinsonbetroffene. Empirische Studie zur Wirkung eines interdisziplinären Gruppenangebotes für Menschen mit Morbus Parkinson auf das subjektive Wohlbefinden (ParBEST). Motorik (1), 44–45

Deuschl, G., Oertel, W., Reichmann, H. (2016): Idiopathisches Parkinson-Syndrom. Leitlinien für Diagnostik und Therapie in der Neurologie. Entwicklungsstufe S3, Langversion. https://dgn.org/wp-content/uploads/2013/01/030010_LL_langfassung_ips_2016.pdf,13.08.2021

Ehrler, F., Bühlmann, F., Farago, P., Höpflinger, F., Joye, D., Perrig-Chiello, P., Suter, C. (2016): Wohlbefinden als Gegenstand der Sozialberichterstattung. In: Ehrler, F. (Hrsg.): Sozialbericht 2016. Wohlbefinden. Seismo, Zürich, 17–34

Frank, R.H. (2017): Therapieziel Wohlbefinden. Ressourcen aktivieren in der Psychotherapie. 3. Aufl. Springer, Heidelberg

Höglinger, G.U. (Hrsg.) (2019): Parkinson-Syndrome kompakt. Diagnostik und Therapie in Klink und Praxis. Thieme, Stuttgart

Hunziker, E. (2019): Therapie der Dysarthrie. Zusammenstellung von Übungen. Unveröffentlichtes Skript, Hochschule für Heilpädagogik Zürich

Kruse, S.A. (2015): LAX VOX – Die Übung zur Pflege, Heilung und Schulung der Stimme. Vorstellung einer universell einsetzbaren Stimmübung. Zeitschrift PathoLink; 25 (1), 5–7

Liederarchiv: https://www.lieder-archiv.de/froehliche_und_lustige_lieder.html

Ludwig, E., Annecke, R., Löbring, E. (2007): Der große Trias-Ratgeber: Parkinson-Krankheit. Trias, Stuttgart

Mallien, G. (2019): Logopädie. In: Höglinger, G.U. (Hrsg.), 237–246

Mallien, G., Schroeteler, F.E., Ebersbach, G. (2017): Amplitudenorientierte Therapien beim idiopathischen Parkinson-Syndrom. LSVT LOUD und LSVT BIG. In: Neurologie & Rehabilitation; 23(2), 144–152

Manor, Y., Posen, J., Amir, O., Nechama, D., Giladi, N. (2005): A Group Intervention Model for Speech and Communication Skills in Patients With Parkinson's Disease: Initial Observations Communication Disorders Quarterly, 26 (2), 94–101

Nicoletti, B., et al (2017): Factors influencing psychological well-being in patients with Parkinson's disease. PLOSONE. online, 12 (12), 1–8

Parkinson Schweiz (2021): Was ist Parkinson? In: https://www.parkinson.ch, 22.7.2021

Pichler, K., Mallien, G. (2018): Spezielle Therapien: Sprechen, Schlucken, Musik. In: Ceballos-Baumann, A., Ebersbach G. (Hrsg.), 40–65

Pusswald, G., Fleck, M., Haubenberger, D., Auff, D., Weber, G. (2009): Subjektives Wohlbefinden bei Morbus Parkinson. Zeitschrift für Klinische Psychologie und Psychotherapie, 38 (2), 100–107

Ringelnatz, J. (2014): Schöne Gedichte. Marix, Wiesbaden

Seligman, M. (2012): Flourish. Wie Menschen aufblühen. Die Positive Psychologie des gelingenden Lebens. Kösel, München

Vescovelli, F., Sarti, D., Ruini, C. (2019): Well-being and distress of patients with Parkinson's disease: a comparative investigation. International Psychogeriatrics, 31 (1), 21–30

Welter-Enderlin, R. (2016): Resilienz aus Sicht von Beratung und Therapie. In: Welter-Enderlin, R., Hildenbrand, B. (Hrsg.): Resilien. Gedeihen unter widrigen Umständen. 5. Aufl. Carl Auer, Heidelberg, 7–19

WHO (1998): WHO-5-Fragebogen zum Wohlbefinden. https://www.psykiatri-regionh.dk/who-5/Documents/WHO5_German.pdf, 7.8.2021

Willutzki, U., Teismann, T. (2013): Ressourcenaktivierung in der Psychotherapie. Hogrefe, Bern

Wydra, G. (2014): Der Fragebogen zum allgemeinen habituellen Wohlbefinden (FAHW-12). Entwicklung und Evaluation eines mehrdimensionalen Fragebogens. 5. Aufl. Universität des Saarlandes, Saarbrücken

Internetlinks mit Zusatzmaterial

https://durchleser.wordpress.com/marcel-proust-fragebogen/
https://www.laxvox.de
https://www.liederportal.de
https://www.lieder-archiv.de/lieder_sammlung_a.html

Sachregister

Leseprobe

Leseprobe aus

Karl-Heinz Schäfer: Entspannungstraining

1 Grundlegende Gedanken und Allgemeines zur Praxis von Entspannungstrainings

1.1 Grundlegende Gedanken zu Entspannungstrainings

Vor dem Einsteigen in die Praxis der einzelnen Entspannungsverfahren sollen nun einige grundlegende Gesichtspunkte dargelegt werden, die allgemein für Entspannungstraining aufschlussreich und wesentlich sind.

Wenn jemand kaum Kenntnisse und Erfahrungen mit Entspannungstrainings hat, ist es wahrscheinlich sinnvoller, sich erst einmal mit einzelnen Verfahren (Teil 2) zu beschäftigen und danach die hier ausgeführten grundlegenden Gedanken einzubeziehen.

1.1.1 Zielperspektiven

Das Ziel Entspannung ist bei genauerer Betrachtung vielschichtig. Ich halte es für sinnvoll, vier Ebenen oder Per-spektiven zu unterscheiden, um sich seiner eigenen Zielvorstellung beim Entspannungstraining bewusster zu sein und die Besonderheit einer bestimmten Entspannungsübung richtig einzuschätzen:

1. Sofortige Entspannungswirkung der durchgeführten Übung: Bin ich jetzt nach der Übung entspannt? War das eine schöne Kursstunde?
2. Entwicklung der Entspannungsfähigkeit: Habe ich etwas dazugelernt, um später, wann immer ich es brauche, punktuell selbstständig zur Ruhe kommen zu können?

3. Verbesserung der Selbstregulation des Organismus: Gerate ich, seit ich die Übungen mache, weniger in Anspannung und Unruhe?
4. Entwicklung einer Lebenshaltung der Gelassenheit: Gewinnt Gelassenheit immer mehr Bedeutung in meinem Leben?

Natürlich schließen sich die verschiedenen Zielperspektiven nicht gegenseitig aus, sondern entwickeln sich im besten Fall nach und nach mit fließenden Übergängen. Die Frage ist allerdings:

- Worauf kommt es mir hauptsächlich an?
- Worauf ziele ich ab, wenn ich selbst eine Entspannungsübung mache?
- Was will ich vor allem vermitteln, wenn ich eine Entspannungsübung anleite?

Entspannungsübungen lassen sich fachlich-methodisch diesen Zielebenen zuordnen.

Die meisten Entspannungsübungen, wie z.B. das Autogene Training, zielen hauptsächlich auf die Fähigkeit, punktuell bei Bedarf einen Entspannungszustand entstehen lassen zu können (Stressbewältigung). Die Übung steht dann quasi bereit als Werkzeug zur bewussten Herstellung der inneren Ruhe.

Eine Entspannungsübung kann in diesem Sinn als stete Prophylaxe ritualisiert im Tagesablauf eingesetzt werden (durchaus vergleichbar mit dem Zähneputzen), oder sie findet Anwendung in kritischen Situationen, um eine aktuell erhöhte Spannung auf ein gesundes Maß „runterzufahren".

Nach längerem Üben, wenn also die Übung gut „verankert" ist, lässt sich manchmal eine ausreichende Wirkung auch kurz „abrufen", ohne dass die Übung vollständig durchgeführt werden muss. Bei einer Imaginativen Entspannung genügt dann etwa die einfache Vergegenwärtigung des eingeübten Bildes.

Leseprobe

Andere Entspannungsübungen zielen weniger auf die Bereitstellung einer unmittelbar wirkungsvollen Übung, sondern sind eher zu verstehen als Training zum Aufbau einer guten Entspannungsselbstregulation des Organismus (Schutz vor Stress). Dafür ist die Progressive Relaxation ein Beispiel.

Manche Übungen, vor allem der meditativen Richtung, zielen von Anfang an sehr stark auf die Entwicklung einer Lebenshaltung der Gelassenheit, was mehr ist, als im Rahmen eines Entspannungstrainings normalerweise erwartet werden kann.

Wellness-Entspannungen, wie z. B. Entspannungsmusik im Ruheraum des Saunabereichs, sind praktisch nur auf die sofortige Wirkung orientiert.

Durch ein klares Verständnis der Zielebenen lässt sich mancher Enttäuschung im Teilnehmerkreis und bei der Leitung eines Entspannungstrainings vorbeugen. (...)

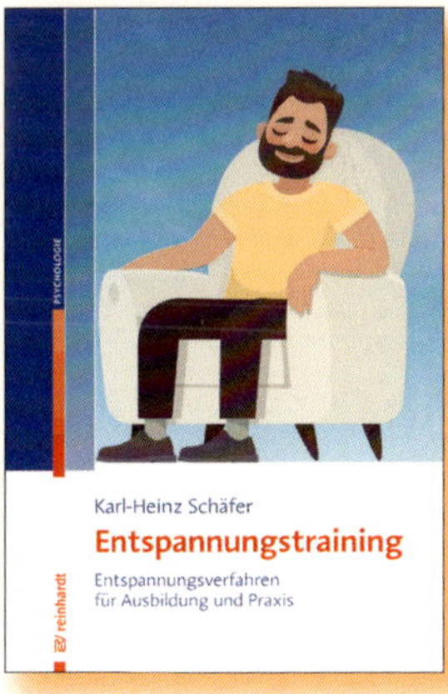

Leseprobe aus

Silke von Zedlitz-Herpertz:
Aktivierende Förderung mit älteren Menschen

1 Aktivierungstherapie mit älteren Menschen

1.1 Was ist das Ziel der Aktivierungstherapie

Hauptziel der Aktivierungstherapie ist der Erhalt oder sogar die Verbesserung der Autonomie und der Selbstversorgungskompetenz zur Vermeidung einer Pflegebedürftigkeit. Ein weiteres wichtiges Anliegen ist die Steigerung der selbst definierten Lebensqualität in der zweiten Lebenshälfte, außerdem die emotionale Stabilisierung und die Vermittlung von Zukunftsperspektiven zur weiteren Lebensgestaltung. Hierbei ist anzumerken, dass die Aktivierungstherapie eine ergänzende Therapiemaßnahme ist und um solche Therapiekonzepte erweitert werden kann, die der alltagsgerechten Aktivierung des älteren Menschen dienen.

Zur Umsetzung der Ziele ist es wichtig, fortwährende Verhaltensbeobachtungen im Allgemeinen und klinische Untersuchungen bei Auffälligkeiten im Speziellen durchzuführen. Man sollte sich außerdem grundlegende Kenntnisse über häufig vorkommende somatische Erkrankungen des älteren Patienten aneignen, weil Dekompensationen derselben die Durchführung aktivierender Anwendungen beeinträchtigen können.

Um eine effektive ressourcenorientierte Therapie anzustreben, ist nicht nur eine defizitorientierte Dokumentation nötig, sondern auch die Teilnahme an außerordentlichen Teambesprechungen oder Supervisionen. Dadurch werden mögliche Probleme, die auf der interaktiven Beziehungsebene zwischen den in der Regel jüngeren

Therapeuten und den älteren Betroffenen entstehen könnten, selbstkritisch reflektiert.

1.2 Welche Möglichkeiten bietet die Aktivierungstherapie?

Die Aktivierungstherapie bietet in Abhängigkeit vom aktuellen körperlichen und psychischen Zustandsbild Einzel oder Gruppenarbeit an. Je nach Krankheitsbild und Ausprägungsgrad desselben werden mobilitätserhaltende passive und aktive Übungen durchgeführt, weiterhin Übungen zur Verbesserung von Koordination, Gleichgewichtskontrolle und Reaktionsvermögen, Übungen aus verschiedenen Ausgangsstellungen sowie unter Zuhilfenahme verschiedener Materialien, Atemübungen, Entspannungstechniken mit Übungen zur Verbesserung der Wahrnehmung von Körper und Bewegung, eine Wahrnehmungsschulung und ein Hirnleistungstraining (...).

Leseprobe